Kathrin Fischer
Sandra Maravolo

LIEBE SATT

Zu diesem Buch

Oftmals dauert die Liebe länger als die Lust. Aber ist es dann noch Liebe? Geht das überhaupt: jahrelang ein Paar sein und trotzdem noch vor Begehren dahinschmelzen? Leicht ist das nicht, geben Sandra Maravolo und Kathrin Fischer zu, aber es ist möglich!

Die beiden Sexpertinnen spielen sich die Bälle zu, aus dem theoretischen Lager an die Beziehungsfront und zurück. Sie wissen wie man den bösen Fallen wie »Double income no sex«, Babys im Bett, dem Schweigen der Männer oder den Ich-bin-zu-dick-zu-alt-zu-häßlich-Krisen erfolgreich entkommt und wie man die eigene Vernunft überlistet. So kommen die Schmetterlinge im Bauch zurück!

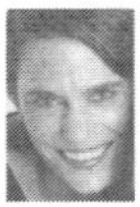

Kathrin Fischer (37) ist Journalistin und Moderatorin beim Hessischen Rundfunk. Der Berufsskeptikerin und Meisterin der Recherche macht beim Thema Paare und Sex niemand etwas vor.

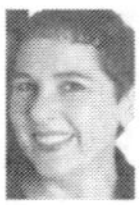

Sandra Marvolo (42), Erotikexpertin in Funk und Fernsehen und Autorin *(Was Frauen wirklich antörnt)*, fühlt Pärchen in ihrem Frankfurter Frauensexshop seit zehn Jahren den sexuellen Puls. Mehr: www.insideher.de

Kathrin Fischer
Sandra Maravolo

LIEBE SATT

Was Paare wirklich antörnt

Kabel by Piper

Erst die neurotischen Unterschiede machen die erotischen Gemeinsamkeiten richtig gut.

ULRICH CLEMENT

ISBN 3-8225-0659-1

Umschlaggestaltung: Büro Jorge Schmidt, München
Umschlagabbildung: Barnaby Hall/photonica
Autorenfotos: Andrea Saalmann
Gesamtherstellung: Kösel, Krugzell
Printed in Germany

www.kabel-verlag.de

INHALT

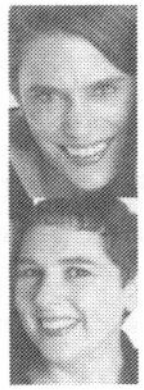

SIND SEX UND LIEBE GEGENSÄTZE?

Wir sagen ganz klar: Nein! Das muß nicht so sein. Und offensichtlich haben auch Sie keine Lust, Sex und Liebe in Ihrer Beziehung zu trennen, und halten deshalb hoffnungsfroh unser Buch in Händen, stimmt's? Also sind wir einer Meinung. Nun erwarten Sie natürlich jede Menge Tips, wie Sie auch nach zwanzig Jahren im Bett noch wie eine Rakete abgehen und Ihren Partner ständig megascharf finden können?

Eine ganze Menge dieser Tips können wir Ihnen tatsächlich geben.

Frau Maravolo ist in dieser Hinsicht sogar äußerst optimistisch. Sie sagt immer, man müsse einfach am Ball bleiben und dürfe nicht aufhören, etwas für die Beziehung zu tun. Wie nötig das ist, erfährt sie seit zehn Jahren in ihrem Frankfurter Frauensexshop. Schon aus beruflichen Gründen hat sie daher den Finger am Pärchenpuls. Jeden Tag spricht sie mit Kunden, die ihrer Beziehung einen neuen Kick geben wollen; Kunden, die sich nicht damit abfinden möchten, daß sie nur wenig Sex in ihrer Beziehung haben, und versuchen, irgendwie gegen den stillen Niedergang der gemeinsamen Lust anzugehen. Frau Maravolo unterstützt sie dabei: Sexratschläge gibt sie jeden Tag. Meistens hilft sie den Leuten schon allein dadurch, daß sie die Sache mit Humor angeht. Und natürlich mit einem enormen Wissen, das sie Sexliebhabern in ihrem »Kleinen ABC der Sexpraktiken, -hilfen und -spielzeuge« im Anhang dieses Buches näherbringen möchte. Darin verrät sie Ihnen, »Was Sie unbedingt über Sex wissen sollten«!

Frau Fischer ist manchmal etwas skeptischer, was die Sache mit den Ratschlägen angeht. Sie ist ganz als die Journalistin, die sie nun mal ist, an diesen Sexratgeber rangegangen. Stundenlang hat sie sich mit verschiedensten Experten wie Sexologen, Soziologen und Psychologen unterhalten, und wochenlang hat sie sich in der Deutschen Bibliothek vergraben, wo sie die merkwürdigsten Zeitschriften über Sexualforschung eingehend studiert und über dickleibigen Wälzern gegrübelt hat. Hinterher ist sie Frau Maravolo gehörig damit auf die Nerven gegangen, indem sie ständig betont hat, wie kompliziert Beziehungen heutzutage geworden seien, wie viele Probleme die Partner in der gegenwärtigen Kultur zu bewältigen hätten. Und wie schwer es tatsächlich sei, Sex und Liebe langfristig unter ein Kissen zu bringen.

Aus den Auseinandersetzungen der beiden ist dieses Buch entstanden. Frau Fischer ist nach ihrer umfangreichen wissenschaftlichen Lektüre mehr denn je davon überzeugt, daß Paare bei all der Liebesverwirrung heutzutage Orientierung brauchen, und Frau Maravolo sagt, Paare müssen heutzutage vor allem eins verstehen: Von nichts kommt nichts. Damit sie in ihrer Beziehung alles bekommen, was sie gerne hätten – nämlich Bindung und Begehren, Sicherheit und Spannung –, müssen sie ganz klar etwas tun. »Beziehungsarbeit« nennt Frau Fischer das übrigens und sagt, dies sei ein typisches Merkmal des modernen Paares.

Fast alle Paare erleben jeden Tag, wie kompliziert es ist, die Bedürfnisse nach Nähe und Fremdheit über Jahre mit einem Menschen zu befriedigen. Dennoch gehören für sie Partnerschaft und Sexualität untrennbar zusammen. Und sie wissen meistens aus eigener Erfahrung: Mit schwindender Lust nimmt automatisch die Gefahr zu, daß der eine oder die andere sich das, was er oder sie nicht vom Partner bekommt, irgendwann woanders holt. Und das tut wirklich keiner Beziehung gut.

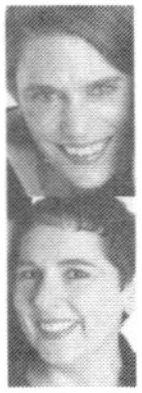

IMMER ÄRGER MIT DER »KOITUSFREQUENZ«

Was Frauen – und was Männer – wirklich antörnt – damit haben wir uns in den letzten Jahren intensiv beschäftigt; Frau Maravolo hat sich mit der Lust der Frauen in ihrem Buch *Was Frauen wirklich antörnt* befaßt, Frau Fischer hat eine Hörbuchversion über Männer verfaßt. Daneben existieren viele weitere Titel zum gleichen Thema, die sich in den Buchhandlungen zu beeindruckenden Türmen aufschichten. Als wir diesen Ratgeber in Angriff nahmen, haben wir deshalb gedacht: Kein Problem, kombinieren wir doch einfach unser Wissen, schmeißen Mann und Frau zu dem zusammen, was sie häufig nun mal sind: ein Paar nämlich, und fertig ist der Paarratgeber! Das war die Theorie – allerdings nur die Theorie ... Die Praxis, haben wir dann festgestellt, sieht anders aus.

Im besten Falle brauchen Paare keine anatomischen Belehrungen darüber, wie ihr jeweiliger Partner gebaut ist, und sie benötigen auch meistens keine technische Anleitung zum gegenseitigen Gebrauch der Geschlechtsorgane. Viele zählen bereits das kleine Mösen-Einmaleins vorwärts und rückwärts und können Palmen schütteln wie die Eingeborenen. Schließlich haben sie eine ganze Weile nichts anderes getan. Damals, am Anfang ihrer Beziehung. Als sie frisch verliebt und ständig spitz wie Nachbars Lumpi waren, als sie am Wochenende nur zum Brötchenkaufen oder Weinentkorken aus dem Bett kamen und Freunde sich ernsthaft fragten, ob diese beiden Menschen wohl noch irgendwo im Universum existieren.

Wie lange diese gesegnete Zeit dauert, ist unterschiedlich. Bei den einen ein halbes Jahr, bei den anderen zwei, bei den vom Schicksal Begünstigten manchmal sogar noch länger. Doch irgendwann holt alle die Realität ein, und das, was die Forscher mit dem schönen Wort »Koitusfrequenz« bezeichnen, nimmt deutlich ab: Die Paare haben weniger Sex. Keine wirkliche Neuigkeit, okay, aber man sollte sich doch noch mal vor Augen führen, daß es fast ausschließlich dieser Punkt ist, der den Paaren Kopfzerbrechen bereitet. Sexualtherapeuten berichten, sogenannte Häufigkeitsprobleme seien die gängigsten Probleme in ihren Praxen. Wir haben daraus geschlossen: Ein Sexratgeber für Paare muß sich weniger mit Anatomie und Technik befassen als vielmehr mit verständlichen Antworten auf die folgenden Fragen (die eine oder andere ist Ihnen sicherlich vertraut):

1 — Ist es wirklich so schlimm, wenn Sex in unserer Beziehung weniger wird?
2 — Leidet einer von uns oder sogar beide darunter, daß wenig oder manchmal gar nichts mehr läuft im Bett?
3 — Ist weniger Sex ein Zeichen dafür, daß unsere Beziehung nicht mehr funktioniert?
4 — Ist es der Alltag, der uns früher oder später im Bett auseinandertreibt, und ist das eine zwangsläufige Entwicklung?
5 — Schließen Bindung und Begehren einander möglicherweise grundsätzlich aus?
6 — Sollte man Seitensprünge tolerieren?
7 — Gibt es Möglichkeiten, das sexuelle Begehren wachzuhalten? Könnten beispielsweise rote Höschen und eine gemeinsame Fahrstuhlfahrt das Ganze schon wieder richten?
8 — Ist am Ende etwa eine neue Pille aus den Orgasmuslaboratorien der einzige Weg aus der Krise?

Wir sind sicher, daß Sie zu diesem Fragenkatalog noch den ein oder anderen Aspekt hinzufügen können. Frustrierend? Erschreckend? Nicht wirklich, eher ganz normal.

Die Beziehungswissenschaftler sprechen angesichts steigender Trennungszahlen mittlerweile von einer allgemeinen »Paarkatastrophe« und versuchen uns zu erklären, warum über ein Drittel der deutschen Ehen geschieden werden. Zählt man die unverheirateten Paare und Homosexuellenbeziehungen dazu, liegt die Trennungsrate sogar bei über fünfzig Prozent. Tendenz steigend. Daß das so ist, hat verschiedene Gründe. Einer davon ist folgender: Früher galten Beziehungen als gut, wenn sie nicht schlecht waren. Das reicht heute nicht mehr. Nicht schlecht ist nicht gut genug. Und wenn die Beziehung nicht gut genug ist, trennt man sich.

»Und sie lebten glücklich bis an ihr Lebensende …« – das trifft heute nur noch auf wenige Paare zu, daher stellen die Psychologen fest: Das große Problem der privaten Existenz ist für den Menschen unserer Epoche die Partnerschaft.

Jetzt könnte man natürlich sagen: *So what?* Die Menschen trennen sich halt. Wo liegt das Problem? Sie kommen ja auch im ständig wechselnden Beziehungskarussell immer wieder zusammen – wenn auch in ständig neuen Konstellationen. Aber so einfach ist es nicht, denn eine glückliche und dauerhafte Beziehung steht bei den meisten Menschen ganz oben auf der Hitliste des Wohlbefindens. Fragt man heute: »Was ist Ihnen wichtiger: eine stabile Beziehung oder eine monatliche Neuntausend-Euro-Gehaltserhöhung?«, dann entscheiden sich die meisten – für was wohl? Für die Liebe und gegen das Geld, genau.

Das Ideal der dauerhaften und glücklichen Partnerschaft hat vielleicht einen Bedeutungswandel erfahren, aber bestimmt keinen Bedeutungsverlust. Es gibt sogar Soziologen, die sagen, daß Liebe immer wichtiger wird, je mehr alle anderen stabilen Bezüge unserer Gesellschaft zerbrechen.

Der Mensch braucht einfach einen anderen Menschen zum Lieben und Glücklichsein. Gerade in unübersichtlichen und komplizierten Zeiten. Und weil das so ist, wollen wir Ihnen die guten Nachrichten, die die Sexualforscher für Sie parat haben, nicht vorenthalten.

Gute Nachrichten

Sie sind nicht allein

Den meisten Paaren geht es so wie Ihnen. Wenn Sie weniger Sex als früher haben, ist das nicht nur ein Problem in Ihrer Beziehung. Sie sind also weder unfähiger noch lustloser, noch langweiliger als alle anderen. Sie sind nicht allein. Sexualität, da sind sich die Sexualforscher einig, hat eben in verschiedenen Beziehungsphasen verschiedene Funktionen.

Schlimmer wird's nicht mehr

Irgendwann ist Schluß mit der sexuellen Talfahrt. Zwar senkt sich die – genau: »Koitusfrequenz« innerhalb der ersten sechs Jahre einer Beziehung etwa um die Hälfte ab, danach bleibt sie aber durchschnittlich zwanzig bis fünfundzwanzig Jahre stabil. Auch das ist ganz normal. Besorgniserregend wird es erst dann, wenn gar kein Sex mehr stattfindet. Es ist nicht so entscheidend, wie oft man miteinander ins Bett geht, viel entscheidender ist, daß man es überhaupt noch tut. Egal, in welchem Alter. Egal, nach welcher Zeitspanne. Um sich als Liebespaar zu verstehen, ist gemeinsamer Sex wichtig, denn er kennzeichnet die exklusive Liebesbeziehung. Eine enge Bindung kann man ansonsten auch zu seinem Bruder, seiner besten Freundin, seiner Katze oder seinem Auto haben. Mit denen geht man in der Regel allerdings nicht ins Bett.

In unserer Gesellschaft ist in den letzten Jahrzehnten enorm viel passiert, Frauen dürfen sogar wählen, und zwar nicht nur ihre Lieblingspartei und ihren Beruf, sondern auch die Person, mit der sie auf Dauer Tisch und Bett teilen möchten. Früher soll der Statistik nach Sex in der Ehe zwar häufiger stattgefunden haben – Frauenzeitschriften und Boulevardmagazine reden deshalb gerne von uns als einer »lustlosen Gesellschaft« –, das ist aber Unsinn. Früher fand Sex vor allem als Erfüllung der ehelichen Pflichten statt. Das heißt viel mechanischer, routinierter und schmuckloser. Viel eher als heute stand die Ehefrau ihrem Gatten, der das »eben brauchte«, ohne große Beteiligung zur Verfügung, nach dem Motto: Mann kommt heim, Mann will sich erleichtern, Frau hält hin, und die »Koitusfrequenz« hat wieder einen Punkt zu verzeichnen. Das hat sich geändert. Frauen sagen heute häufiger nein, und Männer respektieren dies öfter. Heutzutage haben wir ein anderes Verständnis von Sex: nämlich als gemeinsames, intimes und auf beiderseitige Befriedigung gerichtetes Erleben. Das führt dazu, daß Sex meistens nur noch dann stattfindet, wenn beiden danach ist, also seltener. Aber dafür oft experimentierfreudiger und phantasievoller.

Ist das nun wirklich eine gute Nachricht? Darüber streiten sich die Wissenschaftler. Gut ist natürlich, daß die Bereitschaft zum Sex niemandem mehr einfach aufgezwungen werden kann. Sex ist sozusagen eine demokratische Angelegenheit geworden, alle Beteiligten dürfen mitentscheiden. Schlecht ist, daß die neue »Verhandlungsmoral«, die dadurch entstanden ist, zu so vielen, langatmigen Verhandlungsprozessen zwingt (Haben beide Lust? Zum gleichen Zeitpunkt? Auf die gleiche Sache?), daß der Wille zum Sex eine ganz schön anstrengende Angelegenheit werden kann.

Singles haben noch weniger Sex als Sie

Und noch eine gute Nachricht halten die Sexualforscher für Paare parat: Sex findet in Deutschland fast ausschließlich in Beziehungen statt. Wenn Sie denken, Sie hätten ein karges Sexualleben, dann fragen Sie mal Ihre Singlefreunde, wie es bei denen aussieht. Für das, was Sie als Flaute im Bett bezeichnen, würden die wahrscheinlich ihr letztes Hemd geben. Singles nämlich – also die Menschen, denen die Medien gerne ein wildes und ausschweifendes Sexualleben andichten – sehen gegen jedes Langzeitpaar ganz alt aus. Schenkt man den Umfragen Glauben, erfolgt etwa vierundneunzig Prozent allen Geschlechtsverkehrs in festen Bindungen, ein

Prozent in Außenbeziehungen und nur etwa fünf Prozent wird von Singles »produziert«. (So sprechen Sexualforscher über Sex.) Demnach hat ein liierter Sechzigjähriger mehr Sex als ein dreißigjähriger Single. Diese Tatsache läßt Sie möglicherweise etwas entspannter auf Ihre eigene Beziehung blicken.

Und noch ein Grund zur Hoffnung – Es gibt Paare, die schaffen's

Es gibt tatsächlich Paare, die nicht nur viele Jahre zusammen sind, sondern auch noch eine Menge Spaß im Bett haben. Die haben es geschafft, warum sollte es Ihnen also nicht auch gelingen? In unserem Bekanntenkreis sind einige Exemplare dieser angeblich so raren Spezies, und sie alle haben eins gemeinsam: Zum einen ist auch ihre – um das Wort noch einmal zu verwenden – »Koitusfrequenz« abgesunken. Die Zeiten der spontanen, überwältigenden und niemals zu stillenden Leidenschaft sind auch bei ihnen vorbei, und die Lust verhält sich eher so wie Ebbe und Flut: Sie kommt und geht. Mal gibt es mehr Sex, mal weniger, und niemand bricht deshalb gleich in Panik aus. Sie haben sich einen gelasseneren Umgang mit ihrem Sexualleben angewöhnt. Leicht ist das nicht immer. Bettfrust gibt es auch bei ihnen. Doch sie haben gelernt, das zu akzeptieren, und können deshalb ungezwungener mit dem Thema umgehen. Außerdem werden Konflikte bei ihnen nicht unter den Teppich gekehrt. Das heißt: reden, reden, reden. Reden ist das Aphrodisiakum Nummer eins. Erotik verendet nämlich nicht zwangsläufig in der Alltagsroutine – Erotik wird vor allem stranguliert von geschluckten Vorwürfen, verschwiegenen Bedürfnissen, eingefahrenen Streitmustern. Wer offen miteinander redet, verhindert Frust und erhöht damit erheblich die Chance, gemeinsam etwas Farbe in den manchmal grauen Alltag zu bringen. Und genau darum geht es doch: immer wieder aufwühlende und nahe Momente miteinander zu erleben, die einen auch für die ein oder andere längere Durststrecke stark machen. Räumen Sie also die Hindernisse aus dem Weg. Wie, erzählen wir Ihnen auf den nächsten Seiten.

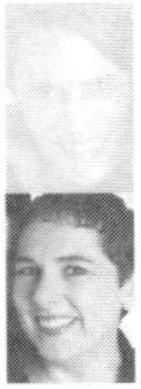

DER BEZIEHUNGSTEST

Moment, Moment, nicht so schnell. Bevor Frau Fischer gleich zu einer Menge grundsätzlicher Betrachtungen ausholt, möchte ich Sie bitten, sich ein paar Minuten Zeit zu nehmen und ganz ehrlich zu sich selbst zu sein bei dem folgenden Beziehungstest.

Checken Sie erst einmal den Stand Ihrer Beziehung. Auf den nächsten Seiten finden Sie einen Test, den Sie am besten getrennt voneinander beantworten. Der Einfachheit halber ist der Test geschlechtsneutral gehalten, fühlen Sie sich bitte trotzdem beide angesprochen. Bitte kreuzen Sie bei jeder Frage nur eine Antwort an und machen Sie danach auf der Seite mit der Testauswertung jeweils einen Kreis um das Symbol, das Ihrer Antwort zugeordnet ist. Welches Symbol kommt bei Ihnen am häufigsten vor? Daraus ergibt sich in der Auflösung, worauf Sie besonders achten müssen, wenn Sie etwas grundlegend in Ihrer Beziehung verbessern möchten. Also, los geht's:

1. Ständiges Liebesschwüregefasel und Komplimentemachen

a) halte ich in meiner Beziehung für überflüssig, schließlich sind wir ja erwachsene Menschen und wissen, warum wir zusammen sind.

b) kommt bei uns recht selten vor, man soll ja so was nicht übertreiben, außerdem vergißt man das doch häufig im täglichen Miteinander.

c) finde ich immer noch wichtig und unerläßlich, zuviel geht da gar nicht.

d) ist doch nicht wirklich notwendig, ich mach das nur, wenn's dann auch zur Sache gehen soll.

2. Öfter mal was Neues im Bett auszuprobieren,

a) ist in einer längeren Beziehung total wichtig, damit es nicht langweilig wird.

b) muß ja wohl nicht sein, wir kennen uns schließlich lange genug, um zu wissen, was der andere will.

c) passiert mal im Urlaub, der Alltag ist doch viel zu hektisch für so was.

d) soll ja wohl ein Witz sein, ich wär froh, wenn überhaupt manchmal was laufen würde.

3. Alles, was mir so durch den Kopf geht, ob auf der Arbeit oder in meiner Beziehung,

a) möchte ich meinem Partner sofort mitteilen, schließlich ist er meine wichtigste Bezugsperson im Leben, und ich lege großen Wert auf seinen Rat.

b) mache ich am liebsten mit mir allein aus und versuche, niemanden zusätzlich mit Kleinkram zu belasten.

c) bespreche ich am liebsten mit Freunden, wir reden nur über wichtige Dinge, die uns gemeinsam betreffen.

d) ist meinem Partner sowieso egal.

4. Wenn ich mal besondere Wünsche oder Bedürfnisse habe,

a) traue ich mich oft nicht, diese zu äußern, und eigentlich geht's mir ja auch nicht schlecht so.

b) überlege ich erst einmal, wie das bei meinem Partner ankommen könnte, ich will ihn ja nicht überfordern.

c) sag ich das immer gleich und kann auch mal mit einer Absage leben.

d) dann setze ich die auf Teufel komm raus durch, es geht hier schließlich um mein Leben.

5. Neue Ideen, wie wir unsere gemeinsame Zeit verbringen können,

a) lasse ich mir häufig einfallen und freue mich, wenn wir neue, aufregende Dinge miteinander erleben.

b) hab ich schon manchmal, aber ich bin meistens froh, wenn wir's uns vor dem Fernseher gemütlich machen und entspannen.
c) scheitern meistens an mir, ich hab halt immer soviel um die Ohren.
d) interessieren mich nicht so sehr. Ich gehe lieber meinen alten Hobbys nach.

6. Wenn mal ein Problem zur Sprache kommt,
a) gebe ich nicht klein bei, solange wir keine gemeinsame Lösung gefunden haben.
b) hoffe ich die ganze Zeit, daß der Streit schnell vorübergeht und wir irgendeine Lösung finden, ich hasse es zu streiten.
c) bin ich erst zufrieden, wenn mein Partner mir recht gibt, meistens habe ich halt den besseren Überblick.
d) zieht sich das gern mal über Tage hin, und wer den längsten Atem hat und am lautesten schreit, gewinnt.

7. Die Schwächen und Macken meines Partners
a) gehen mir oft auf den Senkel, eigentlich hab ich mir die große Liebe früher immer anders vorgestellt.
b) muß ich akzeptieren, *nobody is perfect,* und eigentlich sind sie doch auch richtig niedlich.

c) versuche ich über die Jahre zu korrigieren, was mir schon ganz gut gelungen ist.
d) sind nichts gegen meine eigenen, und damit haben wir schon täglich genug zu tun.

8. Klar, einer gibt immer mehr als der andere,
a) schade, daß immer ich das sein muß...
b) aber mir macht das überhaupt nichts aus, was ich habe, gebe ich meinem Partner gern.
c) aber ich passe genau darauf auf, daß das Verhältnis von Geben und Nehmen in unserer Beziehung ausgeglichen ist.
d) aber ich hab halt nur so wenig zu geben...

9. Wenn wir mal richtig Streit haben,
a) achte ich trotzdem darauf, daß ich meinen Partner nicht unnötig verletze.
b) weiß ich mir oft nur mit Schlägen unter die Gürtellinie zu helfen.
c) kann es im Eifer des Gefechts schon mal passieren, daß ich ungerecht werde.
d) lassen wir uns mal 'ne halbe Stunde in Ruhe, dann können wir wieder sachlich mit dem Problem umgehen.

10. Sex als Mittel zur Versöhnung
   a) widerstrebt mir total, das löst doch die Probleme nicht.
   b) ist oft das einzige, was wieder Nähe schafft.
   c) ist absolut klasse. Dann wird es doch erst richtig geil.
   d) setze ich manchmal ein, damit mein Partner weiß, daß ich ihn noch liebe.

11. Wenn der Beziehungskarren erst mal im Dreck steckt,
   a) dann such' ich mir das, was mir fehlt, einfach woanders.
   b) kann man da gar nichts mehr machen, das ist zumindest meine Erfahrung.
   c) muß man sich ernsthaft Gedanken machen, ob es noch Sinn hat, zusammenzubleiben.
   d) ist noch gar nichts verloren, es gibt viele Wege aus der Misere, man muß es nur wollen.

Testauswertung

	a)	b)	c)	d)
1	■	●	✖	▼
2	✖	■	●	▼
3	✖	■	●	▼
4	■	●	✖	▼
5	✖	●	■	▼
6	✖	●	▼	■
7	■	✖	▼	●
8	▼	✖	●	■
9	✖	▼	■	●
10	✖	●	▼	■
11	▼	■	●	✖

✖ *Winzige Schwierigkeiten*

Bei Ihnen läuft alles noch bestens, auch wenn Sie vielleicht gerade den Eindruck haben, da hat sich doch was verändert. Das ist eine ganz normale Entwicklung. Sie kriegen sich heute vielleicht öfter in die Haare als früher, aber das liegt völlig im grünen Bereich. Sie werden sich daran gewöhnen müssen, daß nicht immer nur alles Friede Freude Eierkuchen sein kann. Auseinandersetzungen gehören einfach zu einer gesunden Beziehung dazu. Sie sollten allerdings darauf achten, dabei fair miteinander umzugehen, aber das tun Sie doch auch. Weiter so!

● *Kleine Störungen*

Sie fragen sich schon manchmal, ob es nicht besser wäre, sich nicht ständig auf der Pelle zu hocken oder vielleicht sogar mal eine Beziehungspause einzulegen. Warum gleich zu solch drastischen Mitteln greifen? Vielleicht tut es auch einfach eine Woche getrennter Urlaub oder sich hin und wieder mal allein mit Freunden zu treffen. Lassen Sie sich ein bißchen mehr Raum, und arbeiten Sie vor allem an Ihrem Konfliktverhalten. Öfter miteinander reden und besser zuhören sind Wundermittel.

Schlägt Ihnen schon manchmal der Beziehungsstreß auf den Magen, und schleppen Sie sich von einer Migräne in die nächste Erkältung? Gut möglich, daß Ihre Beziehung Sie langsam krank macht. Wenn das nicht Grund genug ist, endlich mal was zu tun! Wahrscheinlich haben Sie keine Ahnung, wie Sie aus dieser Misere herauskommen können; und mit Ihrem Partner zu sprechen, bringt wohl schon länger nichts mehr. Wenn Sie jetzt an dem Punkt angelangt sind, etwas ändern zu wollen, rufen Sie unbedingt einen Paartherapeuten in Ihrer Nähe an und lassen Sie sich beraten, eine andere Chance wird es nicht geben. Nur Mut, Sie sind nicht die ersten, die diesen Schritt gehen! Später lesen Sie dann mit Sicherheit gemeinsam weiter in diesem Buch!

Echte Probleme

Finden Sie eigentlich noch einen guten Grund, der Sie an Ihrer Beziehung festhalten läßt? Nein? Dann sollten Sie ernsthaft über eine Trennung nachdenken. Gegenseitiger Respekt und Akzeptanz haben sich doch schon lange aus Ihrer Partnerschaft verabschiedet, und eigentlich leben Sie nur noch nebeneinander her. Wenn Sie das weiterhin so haben möchten, bitte schön, aber vergessen Sie nicht: Sie leben vermutlich nur einmal. Und wahrscheinlich geht es Ihrem Partner schon längst genauso wie Ihnen, also sprechen Sie das Thema doch wenigstens einmal an, und geben Sie sich die Chance, den Rest Ihres Lebens vielleicht glücklicher ohne einander verbringen zu können. Das klingt hart für Sie? Sie wollen sich gar nicht trennen? Auf keinen Fall? Na gut, dann bekommen Sie jetzt eine letzte Chance, das Ruder rumzureißen, aber nur, wenn Sie versprechen, jedes Wort in diesem Buch ernst zu nehmen, gleich nächste Woche eine Paartherapie zu beginnen und die Rettung Ihrer Beziehung als Priorität Nummer eins anzusehen. Viel Erfolg!

Merkmale für das unzufriedene Paar

Es gibt übrigens tatsächlich so etwas wie typische Merkmale für zufriedene und unzufriedene Paare, wußten Sie das schon? Unglückliche Paare haben oft den Blick für die guten Seiten ihrer Beziehung verloren und erinnern sich eher an negative als an positive Ereignisse in der Vergangenheit – ganz im Gegensatz zu glücklichen Paaren, die die schönen gemeinsamen Momente fast verzerrt überschätzen. Unglückliche Paare übersehen oftmals sogar positive Aktionen des Partners, und so werden nicht selten auch gutgemeinte Absichten negativ interpretiert nach dem Motto: Einmal böse, immer böse. Negatives Verhalten wird sofort mit gleichem vergolten. Zufriedene Partner können dagegen viel öfter negative Aktionen ignorieren oder verzeihen. In belasteten Beziehungen ziehen sich die Partner oft zurück, um nicht alles noch schlimmer zu machen, und fangen an, ihre persönliche Freiheit betont auszuleben und die Wünsche des anderen immer weniger in das eigene Leben mit einzubeziehen.

Wenn es bei Ihnen schon so weit gekommen ist, daß Sie sich zurückgezogen haben und nur noch das Schlechte an Ihrem Partner sehen, dann sollten Sie unbedingt damit anfangen, sich die guten Seiten ins Gedächtnis zurückzurufen. Am besten, Sie schreiben eine Liste, was Ihnen gut, weniger gut oder gar nicht an Ihrem Partner und an Ihrer Partnerschaft gefällt. Und dann erstellen Sie die gleiche Liste für sich selbst. Setzen Sie so Ihren Partner für sich ins richtige Licht. Hat er sich wirklich so sehr verändert, daß das Negative für Sie überwiegt? Was ist tatsächlich der Grund für Ihren Rückzug aus der Beziehung? Läßt sich etwas daran ändern? Was könnten Sie dazu beitragen, Ihre Beziehung zu verbessern? Gehören nicht immer zwei dazu, wenn's nicht mehr so gut läuft? Wo liegen Ihre eigenen Schwächen, und sind

Sie bereit, auch an sich zu arbeiten? Denn nur wenn beide etwas tun, haben Sie eine gemeinsame Chance.

Vor einigen Jahren stieß ich in einem schlauen Buch auf folgende Weisheiten, die ich mir seitdem in schwierigen Situationen immer wieder ins Gedächtnis rufe. Glauben Sie mir: das hilft enorm!

Vier Geheimnisse für ein glückliches Leben:

1 – Du hast selbst die Kraft, die Dinge zu ändern, die du ändern kannst.
2 – Nimm gelassen hin, was du nicht ändern kannst.
3 – In dir liegt die Weisheit, das eine vom anderen zu unterscheiden.
4 – Fang immer erst bei dir selbst an, du allein bist für dein Glück verantwortlich.

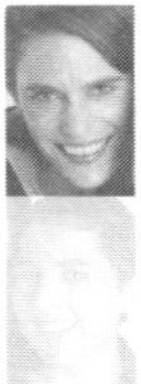

GUT IST UNS HEUTE NICHT MEHR GUT GENUG

Frau Maravolo, da haben Sie große Worte gelassen niedergeschrieben. Und auch wenn ich Ihnen uneingeschränkt zustimme, so lassen Sie mich noch einen Rat an unsere Leserinnen und Leser hinzufügen: Nehmen Sie auch gelassen hin, wenn Sie die vier großen Geheimnisse für ein glückliches Leben nicht mal eben aus dem Stand hinkriegen. Seien Sie nicht zu streng mit sich. Solche Sätze schreiben sich leichter, als sie gelebt sind. Das Einfachste ist meistens das schwerste, so ist es in der Kunst wie im Leben. Ansonsten: Der Test war eine super Idee, Frau Maravolo! Standortbestimmungen sind nie verkehrt. Aber da mir die Gelegenheit zu grundsätzlichen Betrachtungen versprochen wurde, sei ein Gedanke noch erlaubt: Der eigene, individuelle Standort ist nicht unabhängig vom gesellschaftlichen. Wir Menschen sind soziale Wesen, die in einem sozialen Umfeld leben, und deshalb prägen uns dessen Vorstellungen, die »kulturellen Muster«, wie Soziologen das nennen. Und die Vorstellungen davon, was Beziehungen heute bieten und leisten müssen, haben sich in den letzten zweihundert Jahren enorm gewandelt. Wenn wir uns nur das anschauen, was in den letzten fünfzig Jahren passiert ist, dann ist vor allem eine wesentliche Entwicklung auszumachen:

Viele Beziehungen, die früher als gut galten, nur weil sie nicht schlecht waren, zerbrechen heute daran, daß sie nicht gut genug sind.

Ich will ALLES – die drei Beziehungskiller

Die große Liebe

Daß Beziehungen heute leichter zerbrechen, hat verschiedene Ursachen: Zum einen gibt es heute kaum noch äußere Gründe für ein Paar, zusammenzubleiben. Weder wirtschaftliche Notwendigkeit wie gegenseitige Versorgung noch gesellschaftliche Konventionen wie eine rigide Sexualmoral zwingen Paare zu einem gemeinsamen Lebensweg. Den gehen sie heutzutage nur, solange sie sich lieben, solange sie gemeinsam glücklich sind. Soziologen sprechen deshalb von der »reinen Beziehung« – rein nicht im moralischen Sinne, sondern im Sinne von »pur«. Die reine Beziehung wird nur um ihrer selbst willen eingegangen, sie hat nur sich selbst und besteht nur, solange beide einen emotionalen Gewinn haben. Doch es ist schwer, das Glück zu halten. Entsprechend fragil ist die reine Beziehung, und entsprechend häufiger zerbricht sie als ihre ehedem durch Konventionen, Institutionen und gegenseitige Versorgungsnotwendigkeit robust geschnürten Vorläufer.

Die Selbstverwirklichung

Bei modernen Menschen steht Selbstverwirklichung ganz oben auf der Liste der zu erreichenden Ziele. Moderne Menschen empfinden es geradezu als Pflicht, sich selbst zu finden, sich zu verwirklichen, individuell zu sein. Eine Beziehung, die der Selbstverwirklichung Steine in den Weg legt, wird deshalb meistens beendet. Und zwar ohne große Schuldgefühle. Wenn man im Freundeskreis erklärt, man habe jemanden verlassen, weil der einen nicht so erkannt habe, wie man wirklich sei, weil er einen in der eigenen Entwicklung behindert habe, dann nicken meistens alle verständnisvoll. Und klopfen einem noch auf die Schulter, weil man tapfer und einsam dem Sonnenuntergang der eigenen Selbstverwirklichung entgegenreitet.

Und noch einen Grund gibt es, warum Menschen heute leichter auseinandergehen als früher. Wir tendieren dazu, alles als »optimierbar« zu betrachten: unsere Arbeit, unsere Gefühle und auch unseren Sex. Viele Frauen haben deshalb eine übertriebene Vorstellung davon, wie sich ihre Lust anfühlen sollte. Sie stellen so hohe Erwartungen an einen Orgasmus, daß sie ihn, wenn er denn anklopft, gar nicht als solchen wahrnehmen, weil weder Himmelsglocken läuten noch eine sofortige Ohnmacht einsetzt, Sterne sind möglicherweise auch nicht zu sehen. Entsprechend negativ bewerten sie ihren Sex.

In einem Bild könnte man das so ausdrücken: Wir wollen heute nicht gesund sein, sondern fit. Fitneß ist im Gegensatz zu Gesundheit aber etwas, was nicht klar abgegrenzt ist: Man kann schließlich immer noch fitter sein. Das hat zur Folge, daß wir nie zufrieden sind. Wir suchen stets noch mehr Erlebnisse, mehr Aufregung. Höher, schneller, weiter: Das ist das Lebensprinzip des modernen Individuums.

Auch unsere Beziehung unterwerfen wir diesem Prinzip und fragen ständig: Ist sie gut genug? Aufregend genug? Sexy genug? Vertrauensvoll genug? Unterstützend genug? Wer so fragt, wird immer Mängel finden. In der Psychologie gibt es das schöne Wort »Grübelsucht«. Besonders Frauen leiden darunter. Sie denken und denken und denken sich das Hirn wund und stellen dabei fest, daß das Leben im allgemeinen und ihres im besonderen katastrophal verläuft und sie nicht wissen, wie sie das ändern sollen. Die Neigung zum Grübeln nimmt dabei vor allem in den westlichen Industrienationen zu – die Folge sind eine gestiegene Zahl von Depressionserkrankungen, Angst- und Wutneurosen. Es sind vor allem jüngere Menschen, also die nach 1955 Geborenen, die unter diesen Krankheiten leiden. Das hat mehrere Ursachen. Eine davon ist sicherlich die bereits erwähnte Vorstellung, alles sei »optimierbar«. Diese Vorstellung setzt uns nicht nur unter Druck, sie führt auch zu einer massiven Anspruchshaltung. Wir glauben, wir haben ein Recht auf viel Geld, einen Traumjob und eine perfekte Beziehung. Wir erwarten, daß wir uns die meiste Zeit unseres Lebens gut fühlen. Wenn diese Erwartungen nicht erfüllt werden, kränkt uns das, und wir grübeln darüber, warum wir nicht das bekommen, was wir uns wünschen, und wie wir das ändern könnten. Dabei ziehen wir schnelle, möglichst einfache Lösungen vor. Die funktionieren nur meistens leider nicht, sorry! Und auch wenn ich selbst einen Großteil meines Lebens begeistert Nabelschau betrieben habe, so muß ich heute doch sagen: Irgendwann muß damit auch mal Schluß sein. Wir haben eine populärpsychologische Kultur entwickelt, die jedes noch so kleine Gefühl analysiert. Jedem Anflug von Gekränktheit, jeder winzigen Stimmungsveränderung messen wir immense Bedeutung bei und machen unsere traumatische Kindheit dafür verantwortlich. Oder die Tatsache, daß der Keller nicht unter Feng-Shui-Gesichtspunkten entrümpelt wurde. Oder daß der ▸ G-Punkt (zum G-Punkt siehe »Was Sie unbedingt über Sex wissen sollten – Kleines ABC der Sexpraktiken, -hilfen und -spielzeuge« im Anhang) so gut versteckt ist. Manchmal aber ist das Leben wesentlich banaler – vielleicht haben Sie am Vorabend zuviel Alkohol getrunken, vielleicht haben Sie schlecht geschlafen, vielleicht kündigt sich ein Wetterumschwung an, und deshalb fühlen Sie sich eine winzige Spur schlechter als sonst. Na und?

Leben und Liebe sind keine beliebig formbaren Stoffe, genausowenig wie unser Körper. Vielleicht hat der Buddhismus in der westlichen Gesellschaft auch deshalb Hochkonjunktur, weil er lehrt, die Dinge so zu akzeptieren, wie sie sind.

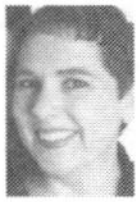

Das haben Sie schön gesagt, Frau Fischer. Ehe wir jetzt aber alle »Om« summend in den Lotussitz gehen, habe ich noch etwas dazu zu sagen, Buddhismus in allen Ehren: Der besagt nämlich auch, daß man in diesem Leben etwas ändern muß, damit man im nächsten Leben nicht als Wurm oder Finanzminister auf die Welt kommt. Wenn die Leute in ihren Beziehungen nicht zufrieden sind, müssen sie etwas dagegen tun, bevor sie sich in letzter Konsequenz trennen. Dagegen ist oft auch nichts einzuwenden, hin und wieder stehen die Dinge tatsächlich so schlecht, daß nur noch eine – faire – Trennung hilft.

Manchmal lohnt es sich aber auch, an der Beziehung zu arbeiten und daran festzuhalten. Geschichten von solchen Beziehungen sind oft die schönsten, hier ein Beispiel:

Letzte Woche kam eine Kundin Anfang/Mitte Fünfzig in meinen Laden, die eine ▸Büstenhebe und einen ▸Slip ouvert kaufte, um ihren Mann damit zum Geburtstag zu überraschen – und das, obwohl die beiden schon seit achtundzwanzig Jahren verheiratet waren. Natürlich hab' ich sie nach ihrem Geheimrezept gefragt. Das hätten Sie auch gern? Nun, ich muß Sie leider enttäuschen. Eine Formel gibt es nicht. Die Dame sagte nur, sie wisse auch nicht so genau, woran das liege und daß ihre Ehe erst seit kurzem so spannend geworden sei. Früher wären sie beide oft zu überfordert vom Leben gewesen, doch jetzt, wo die Kinder aus dem Haus seien, hätten sie erst so richtig Spaß miteinander – mit ▸Reizwäsche und ohne! Sie sehen: Es kann sich lohnen durchzuhalten.

Doch zurück zur Sache, Frau Fischer! Schließlich ist es wichtig zu erfahren, wie sich die moderne Entwicklung, die Sie vorhin geschildert haben, letztlich auf die Beziehungen auswirkt. Die im folgenden geschilderte Szene kommt bestimmt dem einen oder anderen von uns nur zu bekannt vor. Und dann sind Sie dran, Frau Fischer.

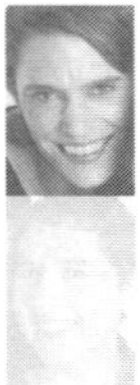

»ICH KANN NICHT ABSCHALTEN« – WENN SIE KEINE LUST HAT

♀ »Schon acht. Gut, um zwölf ist Kindergartenfest, einzukaufen schaff ich vorher, auch die Blumen für Claras Kranz. Da ist ja jemand wach geworden, ein Kuß, noch einer, oje, hab' mir so was schon gedacht nach dem Blick gestern, gestern wär ja nett gewesen, aber dann ist Benni reingeschneit. Die Hand wandert zu meinen Brüsten, er ist wirklich wild entschlossen, klar, ist Samstag morgen … wann haben wir eigentlich das letzte Mal? … Schon wieder zehn Tage her, nach dem Essen bei Anne und Rudi. Er ist immer so frustriert, wenn ich wieder nicht will, okay, wenn er meine Möpse küßt, geht eigentlich immer was, hm, tut sich nix. Gleich der Kontrollgriff, toll, da war er, logisch, trocken, was glaubt er denn? Verdammt, ich hab' halt den Kopf nicht frei. Putzen müßte ich mal wieder, das Bad sieht aus … 'ne miese Hausfrau und 'ne schlechte Geliebte bin ich. Heute geht es wirklich nicht. Eine lausige Geliebte bin ich, abnehmen müßte ich auch, darf nicht vergessen, Obst zu kaufen. Kapiert er nicht, daß ich keine Lust hab', weil ich nicht abschalten kann bei dem ganzen Listenkram? Ist halt so, tut mir ja auch leid, aber was soll ich denn tun? Oh, jetzt ist er gekränkt, ich seh's ihm an. Ich bin eine schlechte Ehefrau, ich weiß, aber verdammt, wer hält denn hier den Laden am Laufen? Ich muß doch an alles denken. Dieser leidende Blick. Er dreht sich um ... toll gelaufen.«

♂ »Sonne auf dem Bett und Wecker aus. Endlich Samstag! Ruhe, puh, das wurde auch mal Zeit, die Woche war echt hart. Ein Kuß für meine schöne Frau, die schon gestern abend so scharf aussah, daß ich sie am liebsten noch in der Wohnungstür ausgezogen hätte. Wie lange haben wir eigentlich nicht mehr ... Viel zu lange, sie hat ja kaum noch Lust, daß das immer alles so kompliziert sein muß! Was da alles stimmen muß, bis die mal wieder will. Auch heute offensichtlich schlechte Karten ... Dabei haben wir locker zwei Wochen keinen Sex mehr gehabt. He, es ist Samstag! Die Woche liegt hinter uns. Wenigstens am Wochenende könnten wir uns doch mal ein bißchen Spaß gönnen, in der Woche wag' ich ja schon gar nichts mehr, aber hallo, am Samstag?! Die Sonne scheint, und ich habe einen einwandfreien Ständer, könnte man das bitte mal zur Kenntnis nehmen? Könnte man mir bitte mal ein bißchen eheliche Zuwendung zuteil werden lassen? Keine Reaktion, null, dabei streichle ich sie doch schon genau so, wie sie es gerne mag, schraube hier und schraube dort, laß mir Zeit und bin gaaanz sanft, obwohl ich am liebsten … daß Frauen immer so kompliziert sein müssen, das ist echt ermüdend. Ah, sie dreht sich um, ich weiß schon, was jetzt kommt, ja, genau. Kann nicht abschalten. Klar. Die Kinder, hm, Listen, ja ja. Ich nicke verständnisvoll. Wie immer. Kein Problem. Überhaupt kein Problem.«

Kommt Ihnen diese Szene bekannt vor? Na also: Sagen wir doch, Sie sind nicht allein. Sie wissen es vielleicht nur nicht, weil Sie nicht drüber reden. Männer, habe ich zu meinem großen Erstaunen erfahren, reden scheinbar untereinander überhaupt nicht über Sex, nach dem Motto: Den hat man halt. Frauen reden auch bedeutend weniger über Probleme im Bett, als bei ihrem sonstigen Redeverhalten zu vermuten wäre. Komisch eigentlich, und ein Nachteil: Sie wissen dadurch nicht, wie es den anderen ergeht: im Zweifelsfall nämlich genauso wie Ihnen.

Warum ist das aber so, daß der Sex irgendwann weniger wird? Man könnte fast annehmen, es sei ein Naturgesetz, wenn man liest, daß bei fünfundneunzig Prozent aller Paare die »Koitusfrequenz« nach spätestens sechs Jahren um die Hälfte absinkt. Doch Frau Maravolo kennt die restlichen fünf Prozent. Was machen die anders? Es gibt verschiedene Erklärungsversuche. Sexualforscher zum Beispiel haben folgendes herausgefunden:

Die meisten Paare leben auch heute nach dem alten Rollenmuster. Immer noch sind es meistens die Frauen, die zu Hause sind, den Haushalt schmeißen und die Kinder großziehen, während der Mann das Geld verdient. Egal, wie fortschrittlich und gleichberechtigt die Paare sich ihre Zukunft ehedem ausgemalt hatten: Wenn die Kinder kommen, verteilen die meisten von ihnen die Rollen nach klassischen Gesichtspunkten. Ungerechte Arbeitsteilung oder eine, die zumindest als ungerecht erlebt wird, führt aber dazu, daß die sexuelle Aktivität abnimmt – auch das haben Sexualforscher herausgefunden. Im Klartext: Eine stark traditionell ausgerichtete Aufteilung, was Arbeit, Kinder und Haushalt angeht, begünstigt eine stark traditionelle Rollenverteilung im Bett, und die heißt nun mal: Er will, sie nicht.

Je gleichberechtigter dagegen die Arbeitsaufteilung der Paare, desto mehr Sex haben sie – behauptet die Sexualforschung. Woran das liegt? Frauen, die sich vollkommen abhängig von ihrem Mann fühlen, haben vielleicht nur eine einzige Möglichkeit, Macht auszuspielen: sich ihm zu verweigern. Frauen, die kein eigenes Geld verdienen und damit nicht an der gängigen gesellschaftlichen Währung für Wertschätzung teilhaben, fühlen sich möglicherweise minderwertiger als ihre Männer, und das ist kein Gefühl, das sexy macht. Frauen, die den ganzen Tag mamaseienderweise auf dem Spielplatz oder im Kindergarten verbringen mußten, haben abends im Bett möglicherweise vergessen, wie es sich anfühlt, eine Frau zu sein.

Die Sexualforschung hat außerdem festgestellt, daß sich im Laufe einer längeren Beziehung die sexuellen Wünsche nach offenbar klassisch geschlechtstypischen Rollenmustern verändern: Frauen wollen mehr Zärtlichkeit, Männer wollen mehr Sex.

Warum das so ist, weiß niemand so genau. Auch wenn ein schreibendes Ehepaar aus Amerika anderes behauptet und gerne evolutionsbiologische Erklärungsansätze bemüht, um uns nahezubringen, warum das ein ganz normales Verhalten sei. Männer und Frauen könnten einfach nicht anders, behaupten Barbara und Allan Pease in ihren äußerst erfolgreichen Büchern. Männer hätten eben einen überbordenden Geschlechtstrieb, der dazu diene, ihren Samen zu verbreiten und damit die Spezies Mensch zu erhalten. Deshalb seien sie allzeit bereit und notorisch untreu. Frauen dagegen seien wegen des hohen Aufwands, den Schwangerschaft und Kinderaufzucht bedeuteten, darauf aus, langfristige Beziehungen einzugehen. Deshalb hätten sie einen weniger impulsiven Geschlechtstrieb und seien insgesamt anhänglicher.

Man kann sich nun darüber streiten, inwiefern man tierisches und menschliches, biologisches und soziales Verhalten einfach gleichsetzen kann, man kann sich auch darüber streiten, wie seriös die Werke von Barbara und Allan Pease tatsächlich sind, und man kann sich vor allem fragen: Hilft uns das weiter?

Ich finde: nein. Denn auf diese biologistischen Erklärungen können Sie nur mit einem Achselzucken reagieren und anschließend akzeptieren, daß Ihr Mann Ihre Nachbarin mit einer seiner hilfreichen Samenspenden beehrt oder daß Ihre Frau nach erfülltem Kinderwunsch Sex für eine überflüssige Sache hält, die nur die Laken verschmutzt. Wollen Sie das? Also.

Zyklus und Co.

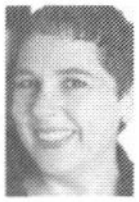

Nein, Frau Fischer, das wollen wir natürlich nicht. Aber es gibt dennoch einige wichtige Faktoren, die zur Unlust bei Frauen beitragen können und über die jeder unbedingt Bescheid wissen sollte, nicht zuletzt auch, um mit dem Stigma der ▸ Frigidität ein für allemal aufzuräumen.

Damit ist die miese Laune gemeint, die sie kurz vor ihren Tagen kriegt, und zwar aus folgendem Grund: Das weibliche Sexualhormon Östrogen wirkt in den einundzwanzig Tagen nach der Menstruation beruhigend, der Appetit auf Sex nimmt stetig zu, zwischen dem achtzehnten und einundzwanzigsten Tag, wenn die Wahrscheinlichkeit einer Schwangerschaft am höchsten ist, sind viele Frauen am geilsten. Nach dem einundzwanzigsten bis zum achtundzwanzigsten Tag sinkt der Hormonspiegel, womit Gefühle wie Traurigkeit, Gereiztheit und Niedergeschlagenheit auf den Plan treten – das PMS.

Bringen Sie Ihrer Frau am besten eine Tafel Schokolade (und zwar genau die Sorte, nach der sie verlangt), füllen Sie alle halbe Stunde die Wärmflasche neu, und nehmen Sie ihre Heulanfälle und suizidalen Depressionen nicht allzu ernst; morgen ist alles vorbei, sie wird sich vermutlich ein bißchen schämen, Sie aber um so mehr lieben, weil Sie nicht auf den ganzen Quatsch reingefallen sind und sich auf keinen Streit eingelassen haben. Vielleicht denken Sie in diesen Momenten an Ihre letzte Erkältung zurück und wie lieb sie Sie gepflegt hat, als es Ihnen so richtig dreckig ging, mit triefender Nase und Gliederschmerzen…

Sind die Tage schließlich da, ist nur den wenigsten Frauen nach wildem Sex zumute. Das kann ganz unterschiedliche Gründe haben. Sie fühlen sich aufgedunsen oder stehen einfach nicht auf blutige Laken. Wenn sich zu all dem Übel auch noch Unterleibskrämpfe gesellen, kommt sowieso keine Stimmung mehr auf. Aber auch das geht vorbei, haben Sie einfach Geduld, und freuen Sie sich auf das, was Sie sich eine Woche lang nur vorstellen durften!

Es gibt allerdings auch Frauen, die in dieser Zeit so richtig scharf sind. Sollten Sie trotzdem keine Lust auf verschmutzte Bettwäsche haben, empfehle ich Ihnen ganz spezielle ▸Softtampons. Diese Schaumstoffschwämmchen sind so weich, daß sie garantiert nicht stören. Außerdem lassen sie sich leicht einführen, nur beim Rausholen müssen Sie eventuell ein wenig auf die Suche gehen, da Softtampons keinen störenden Faden haben. In meinem Laden sind Softtampons ein Bestseller – wer sie einmal hatte, will sie immer wieder!

Versteckte Signale – die weibliche Erektion

Es ist jedem bekannt, daß bei Frauen sexuelle Signale nicht so leicht zu erkennen sind wie beim Mann. Der Mann kriegt 'nen Ständer, und jeder weiß, was das zu bedeuten hat: Er will ihn am liebsten ganz schnell zum Einsatz bringen. Aber woran merkt der Mann bei einer Frau, daß sie unmißverständlich bereit ist, bei diesem Vorhaben mitzumachen?

Es gibt diesbezüglich keine hundertprozentig verläßlichen Indizien. Das Schwierige dabei ist, daß Frauen mit ihrem eigenen Körper oft selbst viel zu wenig vertraut sind, um zu erkennen: Jetzt wäre ich soweit. Das liegt daran, daß die männlichen Schwellkörper schon rein optisch derart dominieren, daß keiner mehr an die gleichberechtigten weiblichen Schwellkörper denkt. Ich meine damit die ▸ Erektion der Frau. Achten Sie darauf? Nein? Dabei ist der Unterschied so deutlich zu spüren, doch wenn Sie sich immer an den vierzehneinhalb Durchschnittszentimetern orientieren, kann der sichtbare Teil einer Vagina nicht mithalten. Der versteckte allerdings schon: Der Vergleich mit einem Eisberg ist in diesem Zusammenhang nicht übertrieben. Und ohne Erektion geht's nun mal auch bei der Frau nicht.

So eine Erektion kommt natürlich nicht von ungefähr, da ist mindestens eine Viertelstunde intensiver ▸ Massage an und im Bereich der ▸ Klitoris nötig, oft eher doppelt so lang, bis das gewünschte Ergebnis erzielt ist. Und dann: Hören Sie bloß nicht auf zu massieren, und beenden Sie Ihren Job! Keine Angst, später dürfen Sie immer noch ran, Frauen sind da sehr großherzig. Aber erst mal: Ladys first!!! Weil's nun mal nicht so einfach ist. Verstanden? Gut!

Es gibt übrigens ganz tolle ▸Erektionscremes, die die Durchblutung fördern. Nur eine Fingerspitze davon auf die Klitoris steigert die Empfindungsfähigkeit enorm.

Was das mit dem Zyklus zu tun hat? Auf den ersten Blick nichts, allerdings ist die Menge der weiblichen Feuchtigkeitsproduktion, die manchmal fälschlicherweise als Beweis für weibliche Bereitschaft verstanden wird, zyklusabhängig. Je nasser, desto geiler kann also sein, muß aber nicht. Manchmal wird mehr, manchmal weniger Scheidensekret produziert, wieviel, ist individuell verschieden, Sie sollten dem also keine allzu große Bedeutung beimessen. Legen Sie lieber ein gutes ▸Gleitmittel parat, denn selbst die feuchteste Muschi hält längere Reibung nicht aus; noch trockener wird es, wenn Sie ▸Kondome verwenden. Außerdem macht es viel mehr Spaß, wenn's so richtig flutscht. Vergessen Sie Spucke, und schmeißen Sie Ihre Vaseline in den Müll, denn, glauben Sie mir: Gleitgel macht abhängig!

Wenn Sie jetzt denken, Sie wissen genau, wie's geht, dann überspringen Sie einfach diesen Absatz. Für alle, die dagegen finden, man könne nie genug wissen, folgt an dieser Stelle eine kurze, aber knackige Anleitung zur Stimulation der weiblichen Geschlechtsorgane. Wer weiß, vielleicht hat sie nach der Lektüre doch Lust auf eine heiße Nummer?

Das »Vorspiel«

Leider gibt es kein anderes Wort für all das, was beim Sex nichts mit Penetration zu tun hat. Dabei ist es gerade für Frauen unerläßlich, so viel Vorspiel wie möglich zu haben – davor, dabei und sogar danach. Trotz reiflicher Überlegung fällt mir allerdings kein besserer Begriff außer ▸Petting ein für das, was doch am meisten Spaß macht, schließlich bekommen neunzig Prozent der Frauen ausschließlich durch Stimulation mit Hand, Mund oder Vibrator und nicht durch Penetration mit dem Penis einen Orgasmus. Das ist erwiesen! Also, meine Herren, fangen wir an, und zwar am besten mit der Hand. Direkt mit geschürzten Lippen abzutauchen hat was von mit der Tür ins Haus fallen, also immer schön eins nach dem anderen. Streicheln Sie mit Fingerspitzen und

Handflächen über die Innenseite ihrer Schenkel, und lassen Sie sich dabei Zeit. Währenddessen können Sie schon mal in der anderen Hand das Gleitgel vorwärmen, bevor Sie es auf der zu massierenden Haut verteilen. Lassen Sie die Finger langsam und nur ganz leicht über Schamhaare und Schamlippen wandern. Manche Frauen mögen es, wenn Sie ab und zu leicht mit den Fingern auf die Schamlippen trommeln und diese kneten, nicht kneifen! Dann erst umkreisen Sie leicht die Klitoris, um sie indirekt zu reizen. Wenn Ihre Partnerin Sie durch Stöhnen, fordernde Bewegungen oder gar Worte auffordert, weiter zu gehen, sollten Sie ganz langsam und immer mit feuchten Fingern mit der direkten Klitorisstimulation beginnen. Bitten Sie Ihre Frau um Feedback, wann Sie eventuell schnellere oder härtere Berührungen verlangt. Wenn Sie das Gefühl haben, es gefällt ihr genau so, wie Sie es ihr machen, dann sollten Sie auf keinen Fall damit aufhören. Und wenn sie bereits durch Ihre Hand zum Orgasmus kommt, um so besser. Geben Sie ihr ein paar Minuten, um sich davon zu erholen, bevor Sie entweder oral mit ihr weitermachen oder sich selbst eine Runde verwöhnen lassen. Aber verlangen Sie von Ihrer Partnerin nie Dinge, die sie nicht gerne tut!

Ich kenne viele Frauen, die es hassen, ihren Männern einen zu blasen. Gründe dafür gibt es viele. Einer ist die leider manchmal mangelnde Körperpflege. Auch wenn Sie das vielleicht nicht glauben können: Es gibt tatsächlich Männer, die von ihrer Frau erwarten, ihren ungewaschenen Schwanz in den Mund zu nehmen. Kein Wunder, daß den Frauen da die Lust vergeht. Aber zu diesen kleinen Schweinchen gehören Sie mit Sicherheit nicht.

Ein anderer Grund ist der, daß Männer es oft einfach nicht lassen können, die Frauen mit mehr oder weniger sanftem Druck auf den Hinterkopf zu nötigen, den Penis tiefer in sich aufzunehmen als gewollt. Das ist doch wirklich zum Kotzen, finden Sie nicht? Also: Hände weg von weiblichen Hinterköpfen! Außerdem bedeutet so ein ▸Blowjob nicht automatisch, daß die Frau auch das Sperma verschlucken muß. Nicht allen schmeckt das, manche ekeln sich sogar davor. Die sollten das dann auch nicht trinken müssen!

Für Frauen, die auf ▸Fellatio stehen, es aber noch lieber täten ohne die unangenehmen Nebenwirkungen, habe ich folgende Tips:

Setzen Sie Hände, Lippen und Zunge gleichzeitig ein. Lippen und Zunge eignen sich zur Stimulation der Eichel, und die Hände sind gut für das Massieren von Penisschaft und Hoden. So kann es erst gar nicht zum Würgereiz kommen. Abwechselndes Saugen und Lecken ist äußerst wirkungsvoll! Das kleine Band zwischen der Unterseite der Eichel und Vorhaut ist besonders empfindlich und sehr empfänglich für Zungenspiele. Auch die Eier lieben es, geleckt zu werden. Bitte lassen Sie die Zähne aus dem Spiel, oder setzen Sie sie nur leicht ein, um anzuzeigen, daß Ihnen etwas nicht paßt. Und wenn Sie nicht schlucken möchten, lassen Sie sich nicht dazu überreden! Das hat nichts mit einem Beweis Ihrer großen Liebe zu tun. Beim Sex ist es ganz wichtig, daß jeder nur das tut, was er wirklich mag, sonst wird das nichts mit der gemeinsamen Lust!

Das gilt auch für den ▸Cunnilingus, zu dem sich Männer mit Sicherheit nicht herablassen würden, wenn es ihnen stinkt. Also noch mal: Auch wenn man sich gut kennt, heißt das noch lange nicht, daß man deshalb die Körperpflege vernachlässigen darf. Sich gehen zu lassen, ist der Beziehungskiller Nummer eins. Gehen Sie doch schön zusammen duschen, oder nehmen Sie ein gemeinsames Bad, das ist ohnehin die perfekte Vorbereitung für Sinnesfreuden, und leckeren Spielchen steht nichts mehr im Wege. Haben Sie es eigentlich schon mal mit ▸Enthaarungscremes oder ▸Intimrasur probiert? Neben dem hygienischen Effekt erhöht sich dadurch die Empfindungsfähigkeit der Frau, und bei den Männern sieht das gute Stück tatsächlich größer aus.

Entspanntes Zungenspiel

Jetzt kommen Sie mir bloß nicht damit, Lecken sei Ihnen zu anstrengend. Da hab' ich nämlich ein paar wirklich gute Tricks auf Lager:

Anstrengend am Lecken ist vor allem das Eindringen der Zunge in die Vagina. Das ist jedoch gar nicht notwendig, viel interessanter sind das Liebkosen und Saugen der Schamlippen und der Klitoris. Ähnlich wie mit den Händen sollten Sie mit der Zunge vor allem Kreise ziehen und mit den Lippen saugen (aber bitte ohne Knutschflecken zu produzieren). Übrigens ist die Zungenunterseite viel weicher als die Oberseite mit ihren Geschmacksknospen. Ob Sie es glauben oder nicht: Der Unterschied ist spürbar – kein Wunder, ist doch die Klitoris der Körperteil mit den meisten Nervenenden. Und damit es nicht zu ermüdend wird, versuchen Sie, die Mundhöhle nicht in Ihre Bewegungen mit einzubeziehen.

Als besonders angenehm empfindet es die Frau, wenn Sie beim Zungenspiel einen oder mehrere Finger in sie einführen. Bei der Gelegenheit können Sie ja mal auf G-Punkt-

Suche gehen. Da die Frau vermutlich auf dem Rücken liegt, finden Sie diese kleine schwammige Stelle an der Scheidenwand etwa fünf bis sieben Zentimeter nach dem Eingang in Richtung Bauch. Drücken Sie ruhig fester oder machen Sie lockende Bewegungen mit dem Finger. Manche Frauen lieben es, wenn Sie bei der ▸ G-Punkt-Stimulation mit der Hand ihre Brüste streicheln!

Sollten Sie ein Problem mit dem Intimgeruch Ihrer Partnerin haben, verwenden Sie doch Gleitgel in einer Geschmacksrichtung, die Ihnen mehr zusagt (zum Beispiel Vanille, Wassermelone oder Erdbeer-Kiwi). Viele meiner Kunden behelfen sich auf diese Weise. Versuchen Sie's mal! Viel Spaß!

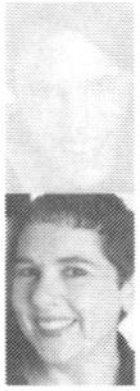

»HEUTE NICHT, SCHATZ, ICH BIN MÜDE« – WENN ER KEINE LUST HAT

Wenn bei Ihnen jetzt der Eindruck entstanden ist – und eigentlich, meine Herren, haben Sie das doch schon immer gewußt –, die Frau wäre an jeder partnerschaftlich-sexuellen Durststrecke schuld, dann sage ich Ihnen eines: Kommen Sie mal eine Woche in meinen Laden, und spielen Sie Mäuschen. Es gibt nämlich unglaublich viele Frauen, die bei mir verzweifelt nach Dingen Ausschau halten, die ihre Männer im Bett mal wieder auf Trab bringen könnten. Mein Eindruck ist, daß Frauen wie Männer in ihren Beziehungen ähnlich lustlos werden können, auch wenn bisher nur wenige Fachleute aus Psychologenkreisen der männlichen Unlust Aufmerksamkeit schenken. Die nennen die Angelegenheit dann übrigens »Störung der sexuellen Appetenz beim Mann« (das kommt wohl von Appetit, muß ich also nicht weiter erklären…).

Nehmen wir also zuerst einmal einen kurzen Einblick in die Psyche des betroffenen Mannes:

♀ »Beim Fernsehschauen sieht er immer so süß aus. Diese Nackenlinie ... Ich mag die kleinen Härchen, die sich da in den Rücken schleichen wie ein goldenes Fellchen, so weich, wie kräftig sein Rücken ist, und, hoppla, wenn ich da weiter runterstreiche, kommt ein wunderbarer Po, eigentlich könnte er mich jetzt küssen, ich würde ihn so gerne wieder mal spüren, ist schon lange her, daß wir das letzte Mal..., ob er mich nicht mehr geil findet? Zugenommen hab ich nicht, aber die Oberschenkel sind nicht mehr so straff, ob ihn das stört? Ob er vielleicht eine andere hat? Kleine Küsse auf den Nacken machen ihn normalerweise total an, parallel den Rücken streicheln, die Zeichen kennt er doch, aber der starrt in den Fernseher, als ob's nix Spannenderes auf der Welt gäbe. Ich würde seinen Blick lieber auf meinen Brüsten spüren, versteht er denn nicht, daß ich jetzt Lust habe, daß er mich nicht so ignorieren soll? Hallo, ich bin's, deine Frau, du hast nämlich eine, schon vergessen? Es gibt mich, aber scheinbar nicht in seinem Universum, möchte mal wissen, was da soviel Platz einnimmt, das kränkt mich, hat der denn gar keine Lust mehr auf mich? Kann der bekloppte Film wichtiger sein als ich? Liebt er mich überhaupt noch? Wenn ich ihn das frage, rastet er wieder aus. Oder noch schlimmer, er sagt »ja« und sieht weiter fern... Ich hasse das. Bestimmt liebt er mich nicht mehr. Ob wir uns scheiden lassen müssen?«

♂ »Ich liebe *Indiana Jones.* Wunderbar, daß ausgerechnet heute abend *Der Tempel des Todes* gezeigt wird. Wie oft hab ich den jetzt schon gesehen? Ach, egal! Endlich Entspannung, so wie Harrison Ford müßte ich in diesem Scheißladen mal die Peitsche schwingen. Dem Berninger würde ich sie als erstes so um den Hals wickeln, daß der nicht mal mehr um Gnade winseln könnte. Immer muß der meckern, ein Stiefeltritt ist noch zu gut für den. Ich sitz den ganzen Tag an diesem blöden Papier, und dann kommt der mit seinem süffisanten Grinsen rein, ich hasse das! Wenn Luise nur ihre Hand von meinem Nacken nehmen könnte, nein, ich habe keine Lust, heute einen auf tiefes Gefühl, Harmonie und Verständnis zu machen. *Indiana Jones* ist angesagt und nicht *Titanic.* Bitte bitte, laß mich einfach in Ruh, ich hab' heute schon genug erklären, reden und schlichten müssen, und jetzt müssen sie auch noch gerade aus dem Flugzeug abspringen, tja, Scheißsituation, so ganz ohne Piloten, kommt mir irgendwie bekannt vor, o nein, dieses Gekrabbel, ich weiß genau, was sie will, aber ich hab' einfach keinen Bock. Ich bin müde! Ich will keine Diskussion, ich will Fernsehen gucken, ist das denn so schwer zu kapieren?«

Fangen wir mal ganz von vorne an, um klarzumachen, woran es liegen kann, wenn Männer keine Lust haben. Und lassen wir dabei körperliche Funktionsstörungen, die nichts mit der Unlust zu tun haben, erst mal außen vor. Also, liebe Frauen, wenn Sie bisher die Spezies Mann immer gerne bloß auf den Trieb reduziert haben, müssen wir Sie hier eines Besseren belehren. Ja, klar:

Erst mal ist der Mann natürlich ein Mann, hormonell betrachtet. Dabei geht es nur um die reine Begierde, den Trieb, der relativ unabhängig von der Zielperson ist. Im nächsten Schritt in Richtung Zivilisation kommt das rationale Vermögen des Mannes hinzu, zu entscheiden, ob dem Trieb nachgegeben wird oder nicht. Diese Entscheidung hängt nicht zuletzt von der Partnerin und deren Vorstellungen ab, ob und was gemeinsam passiert. Parallel dazu schwingen gesellschaftliche Normen und eigene Moralvorstellungen mit. Das heißt: Auch ein Mann ist grundsätzlich ein empfindsames Wesen, das ebenso wie die Frau auf Reize zu reagieren vermag.

Viele Männer erzählen mir im Laden, daß der öffentlich zelebrierte Sex-Hype ihnen regelrecht auf die Eier geht. Männer reagieren auf die Nonstop-Busen-und-mehr-Schau in TV und Werbung mit Überforderung und zugleich mit grenzenloser Sattheit.

Ich sag es zwar nicht gern, aber an so mancher Flaute im Bett sind die Frauen selbst schuld. Ein feudelnder Hausmann, der aufs Wort gehorcht, mag eine angenehme Hausfrauenphantasie sein, fürs Bett taugt diese Phantasie aber nur dann etwas, wenn er nackt putzt. Für einen komplett handzahmen Mann muß man nämlich leider mit einem rundum verkehrsberuhigten Schlafzimmer bezahlen.

Unterwürfige Männer, so amerikanische Studien, haben häufiger Schwierigkeiten, eine Erektion zu bekommen als dominante Männer. Also, meine Damen: Übertreiben Sie es nicht mit der Dressur, dazu gehört auch, daß Sie ihn nicht ständig Hasi-Mausi-Spatzi nennen und ihm keine Mickymaussocken oder lustig bedruckte Krawatten schenken. Lassen Sie ihm die eine oder andere machohafte Allüre, und machen Sie keinen niedlichen Wuschelbär mit hausfraulichen Tugenden aus ihm. Lassen Sie ihn etwas mit seinen Kumpels unternehmen, Männerfreuden frönen wie Fußballgucken, Motorradfahren, Biertrinken oder einfach angeben. In der Männerhorde spürt der Mann wieder, daß er ein Mann ist. Und Tarzan braucht Jane – fürs Bett sind simple Gleichungen eine feine Sache.

Rollentausch

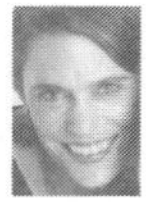

Wäre es nicht aber schön, wenn gerade Tarzan es in seinen Dickschädel bekäme, daß er sich nicht ständig auf die Brust trommeln und schreien muß, um Tarzan zu sein? Auch und vor allem nicht im Bett, Dominanz hin oder her.

Sex hat viel mit dem eigenen Selbstbild zu tun. Die Art und Weise, wie man Sex praktiziert, inszeniert und bestätigt dieses Selbstbild. Und in das Selbstbild der meisten Männer gehört nun mal, daß sie es sind, die den Sex initiieren, daß sie mehr wollen als ihre Frauen. Sie verstehen sich als die aktiveren. (Vielleicht sind es gerade deshalb oft die Frauen, die weniger wollen: Sie bestätigen so das männliche Selbstbild. Solange sie sich verweigert, kann er erobern, Hindernisse überwinden und sein Verlangen als mächtig erleben.) Ist das mal anders, will die Frau mal mehr, sind die Männer schnell irritiert und verweigern sich total. Warum eigentlich? Weil es zu frustrierend ist, wenn sie an ihm herumschraubt und nichts passiert? Weil Passivität nicht mit Mannsein zusammengeht? Muß denn immer gerammelt werden?

Männer sind ziemlich stark auf ihren kleinen Freund fixiert und vergessen, daß sie zumindest theoretisch so viele erogene Zonen besitzen, wie sie Haut am Leibe tragen. Warum nicht einfach mal still daliegen und sich anfassen lassen? Vielleicht erwacht ja die schlafende Lust ganz langsam, gähnt ein bißchen, reibt sich die Augen und stellt verwundert fest, daß sie heute mal als Lamm geht und nicht als Tiger? Daß sie sanft, verspielt und zärtlich ist, statt reißend zu brüllen und Beute zu schlagen? Vielleicht entsteht eine ganz andere Sexualität, wenn er sich mal verwöhnen läßt, mal zuläßt, daß sie mit ihm Dinge anstellt, die nicht er bestimmt, sondern sie.

Männer – das klingt sehr sozialpädagogisch, ist aber so – sollten sich dazu durchringen, mehr Dinge zuzulassen, Macht und Dominanz im Bett auch mal abzulegen und sich unter der darunterliegenden Nacktheit anfassen zu lassen. Sex ist nun mal ein Spiel um Macht und Ohnmacht, warum sollte ein Mann seiner Frau nicht auch mal Macht über sich einräumen? Und Frauen sollten diese Macht ergreifen. Auch Tarzan darf kuscheln. Er hat schließlich den ganzen Tag mit Krokodilen gekämpft.

Diesen Ratschlag halten viele schwule Männer und fast alle Frauen für einleuchtend, nachvollziehbar und sinnvoll.

Es gibt jedoch Sexualforscher, die sagen: Kraulen Sie ihn nicht stundenlang hinterm Ohr, beschäftigen Sie sich nicht Äonen mit dem Wunder seiner Achselhöhle, jedenfalls nicht ausschließlich. Fassen Sie wenigstens kurz zu Beginn der Aktionen an sein Heiligstes und zeigen Sie ihm damit, daß Sie dieses nicht vergessen haben. Er wird dann Ihre genussvolle Annäherung an das Ziel seiner Wünsche wahrscheinlich etwas gelassener ertragen.

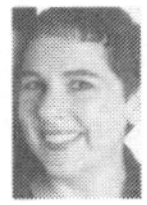

Frau Fischer, in diesem Zusammenhang fallen mir doch sofort die Manager ein, die nicht kuscheln, sondern einfach nur mal kuschen wollen. Ich rede von denen, die sich in ihrer Mittagspause zwischen zwei Vorstandsterminen kurz von der Domina nebenan anketten und erniedrigen lassen, weil sie nur noch in diesen Momenten so richtig ihre Seele baumeln und loslassen können. Okay, das ist nichts für jedefrau, nach Feierabend ihren Gatten in die Folterkammer zu sperren und ihn 'ne Runde zu erniedrigen, aber vielleicht geht es ja auch ohne viel Aufwand, indem die Frau einfach das Zepter in die Hand und somit dem Mann jegliche Verantwortung nimmt, und wenn es nur mal für zwei Stündchen ist.

Dafür muß sie sich nicht gleich in Lack, ▸Latex oder Leder zwängen, manchmal tut es schon ein strenger Blick und eine dominante Ansage wie: Wer zuerst kommt, macht morgen den Hausputz!

Auch kleine ▸ Rollenspiele wirken oft Wunder.

Oder gehen Sie doch mal zusammen einkaufen in den netten Sexshop nebenan, oder setzen Sie sich ein Stündchen vor den Computer, und suchen Sie sich einen guten Shop im Internet (Adressen finden Sie unter »Tips und Adressen« im Anhang)! Jeder von Ihnen sucht sich dabei drei Artikel aus. Legen Sie vorher fest, ob es Sachen sind, die Sie selbst spüren möchten oder die Sie für Ihren Partner vorsehen. Wählen Sie Dinge, die für Sie beide neu sind, zum Beispiel ▸ Nippelklemmen, ▸ Penisringe, ▸ Handfesseln aus Leder oder ▸ Analspielzeug. Das Spiel, das Sie zusammen spielen, heißt Grenzgänger. Überschreiten Sie dabei Ihre eigenen Grenzen! Wenn ein Mann findet, Analsex sei nur was für Frauenhintern oder Schwule, dann sollten Sie ihn vom Gegenteil überzeugen! Die Frau kann dazu einen ▸ Dildohalter anlegen. Wetten, es gefällt ihm besser, als er dachte? Oder Sie überlassen der Frau die Führung, gerade wenn sie es gewohnt ist, den passiven Part zu übernehmen.

Spielen Sie, liebe Damen, einen Abend lang die übliche Männerrolle: Laden Sie Ihren Partner zum Essen in ein Lokal ein, das Sie auswählen, suchen Sie Speisen und Getränke alleine aus, fahren Sie ihn mit dem Auto nach Hause. Dort sollte bereits das Schlafzimmer vorbereitet sein, alle neuen Spielsachen sollten sich in Reichweite des Bettes befinden. Sagen Sie ihm, er solle sich langsam ausziehen, und lassen Sie ihn dabei keine Sekunde aus den Augen. Dann verbinden Sie ihm die Augen mit einem Tuch oder einer speziellen Augenbinde, fesseln ihm die Hände, und schon kann's losgehen. Sie glauben gar nicht, wie aufregend es ist, mal selbst den Ton anzugeben!

Leistungsdruck bis zur Bettkante

Zu den Hauptursachen für die sexuelle Antriebslosigkeit beim Mann zählen übermäßiger Leistungsdruck, Beziehungsprobleme, Unzufriedenheit mit der Partnerin im Bett, unerfüllte oder nicht erfüllbare sexuelle Wünsche, Streß und Zeitmangel. Vor allem Zeit ist heute mehr wert als Geld. Sich Zeit miteinander zu nehmen, ist wichtiger und bringt mehr als jedes Hilfsmittel. Wer immer nur todmüde zwischen Zähneputzen und Schnarchen ein schnelles Nümmerchen schiebt, muß sich nicht wundern, wenn sein Sexualleben den Bach runtergeht.

Doch das ist nicht alles: Heutzutage legen sich zunehmend auch noch andere Sorgen in die Besucherritze der

Ehebetten: Zukunftsängste, Arbeitslosigkeit oder berufliche Nervereien. Wenn dann noch kleine oder gar größere Potenzprobleme hinzukommen, ziehen sich viele Männer körperlich völlig zurück nach dem Motto: Besser keinen Sex, als blöd dazuhängen ...

Das Problem kennen auch wir Frauen nur zu gut: Wir haben das miese Bindegewebe, irgendwas hängt immer. Und wenn wir uns nicht mehr schön finden, ziehen wir uns auch zurück, stimmt's?

Ladehemmungen

Wußten Sie eigentlich, daß in Deutschland jeder fünfte Mann unter dauernden Erektionsstörungen leidet? Ist ja auch kein Wunder, wenn man sich mal überlegt, wie ein solcher Ständer im besten Fall zustande kommt. Für den Körper ist das eine große Sache, bei der ein perfektes Zusammenspiel von Muskeln, Nerven und Hormonen nötig ist. Wenn nur eine dieser drei Komponenten nicht hundertprozentig funktioniert, kommt es schon zum Hänger. Und wie wir schließlich wissen, haben Streß, Probleme in der Partnerschaft oder andere Lebenskrisen einen nicht zu unterschätzenden Einfluß auf die Standhaftigkeit des Mannes.

Wüßte ich nicht, wie schrecklich Erektionsprobleme für die Männer sind, würde ich sagen: Macht doch nichts, Jungs, wofür gibt es denn schicke ▸ Vibratoren und ▸ Dildos? Und wofür wurde euch so gut funktionierendes und gezielt einsetzbares Handwerkszeug geschenkt wie etwa zwei Hände oder eine Zunge? Gehen Sie mal ins Internet und geben Sie in eine Suchmaschine das Stichwort »erektile Dysfunktion« ein. Da finden Sie immer wieder die gleichen Geschichten: Männer, die sich entsetzlich schämen und sich für sexuelle Auslaufmodelle halten, statt ihre Partnerinnen mit der Hand oder der Zunge zu verwöhnen, und Frauen, die das Problem ihrer Männer nicht verstehen, weil ihre Orgasmen überhaupt nicht von dem kleinen Freund abhängen. Wahrscheinlich ist ein Hänger für einen Mann deshalb so schwierig zu ertragen, weil ein eregierter Penis, diese Widerlegung der Schwerkraft, für ihn der Zeiger ist, der den Stand seiner Männlichkeit symbolisiert. Steht der oben, ist die Manneskraft groß, hängt er unten, ist sie klein. Das ist das eine.

Das andere ist: Es ist grundsätzlich schon ein Phänomen, wie wichtig den Menschen der tatsächliche Vollzug des Geschlechtsverkehrs ist. Ich wundere mich schon lange darüber, daß offensichtlich für die meisten Sex nicht etwa im Kopf beginnt. Obwohl die Haut das größte Körperorgan mit den meisten Nervenenden ist und eine Hand oder eine Zunge viel eher wissen, was sie tun als ein ferngesteuerter Penis, ist Sex immer noch erst Sex, wenn er sein bestes Stück versenkt hat.

Frau Fischer und ihre Wissenschaftler nennen dieses Phänomen das »Paradigma der Vaginalpenetration«. Fünfundneunzig Prozent des Geschlechtsverkehrs besteht laut Untersuchungen aus dieser Art der Penetration. Und das, obwohl heute angeblich Sex in erster Linie Spaß, Nähe und Lust erzeugen soll, anstatt möglichst effektiv und fortpflanzungsbewußt Samen und Eizelle zu verbinden. Ist das nicht erstaunlich und eigentlich unerklärlich? Versuchen Sie doch mal, den Geschlechtsakt an sich nicht mehr so ernst zu nehmen, und konzentrieren Sie sich auf all die Dinge, die vielleicht zu kurz gekommen sind, als »erektile Dysfunktion« noch ein Fremdwort für Sie war. Ich nenne das Glück im Unglück. Sollten Sie das anders sehen als ich, gibt es natürlich noch viele andere Wege, dieses Problem anzugehen.

Also, egal, woran es auch immer liegen mag, daß Ihr bester Freund nicht mehr so will, wie Sie es gerne hätten – am besten ist, Sie gehen möglichst bald zu einem Facharzt und lassen überprüfen, was bei Ihnen der auslösende Faktor ist. Hat das Problem körperliche Ursachen, läßt es sich heute oft ganz einfach beheben. Manchmal hilft schon eine von den neuen Wunderpillen (welche zu Ihnen paßt, muß Ihr Arzt entscheiden). Die werden gezielt dann eingenommen, wenn Sie beide Zeit und Lust haben, und bewirken dann für ein paar Stunden Erstaunliches. Ich habe sogar schon mit Frauen gesprochen, die aus reiner Solidarität eine halbe Tablette mit eingenommen haben und ebenfalls von der Wirkung begeistert waren. Ohne deren Einnahme hätten sie wahrscheinlich viel schneller schlapp gemacht als der schon längst tot geglaubte Partner. Bedenken Sie jedoch bitte unbedingt mögliche Nebenwirkungen!

Sollten Sie unter die fast ausgestorbene Spezies der Raucher fallen: Hören Sie schnell damit auf, denn Rauchen – das wissen Sie ja selbst – verengt die Gefäße, auch die im Unterleib, und ich dachte, Sie legten Wert auf eine Erektion. War das nicht so? Alkohol macht es selbstverständlich auch nicht besser, also: Mehr als ein Bierchen, und der Hänger ist vorprogrammiert, selbst wenn ohne Alkoholkonsum alles bestens funktioniert!

Falls Sie zu den Männern gehören, die immer noch denken, daß sich Probleme in Luft auflösen, wenn man nicht darüber redet, kann ich nur sagen: Wenn Sie der Tatsache aus dem Weg gehen möchten, daß Ihre Frau vermutet, Sie kriegen deshalb keinen mehr hoch, weil Sie eine andere haben oder weil es an den zehn Kilo liegt, die sie in den letzten zehn Jahren zugenommen hat, erklären Sie ihr bitte die Zusammenhänge!

Also: erst mit Ihrer Frau sprechen, dann am besten gemeinsam zum Arzt gehen und danach 'ne blaue Pille. Vielleicht tut's bei Ihnen auch eine ▸Erektionshilfe wie eine Vakuumpumpe. Bei leichteren Störungen hilft manchmal auch ein Penisring, der verhindert, daß das Blut sich zu schnell aus den Schwellkörpern zurückzieht. Da gibt's ganz lustige weiche Teile, die bei mir im Laden ein Renner sind, wir wissen ja jetzt, warum…

Bei manchen reichen auch bestimmte ▸Beckenbodenübungen (ja, auch der Mann hat ein Becken, das mal schwächeln kann). Machen Sie sich im Internet schlau! Gute Seiten finden Sie am Ende des Buches.

An dieser Stelle möchte ich auf mein Lieblingsthema Dildo zu sprechen kommen. Vorab ein Beispiel aus meinem Laden: Oft ist es so, daß Frauen, wenn sie älter werden, mehr Lust auf Sex haben als ihre männlichen Altersgenossen. Erst kürzlich war wieder ein Kunde bei mir, der nicht mehr weiterwußte, weil seine Frau, die offensichtlich nach den Wechseljahren einen enormen Lustschub bekam, ihn damit völlig überforderte. Er sagte, ihre Beziehung werde seitdem auf eine harte Zerreißprobe gestellt, weswegen er sich dazu entschieden habe, einen Vibrator zu kaufen, den sie dann gemeinsam bemühen könnten. Wären nur alle Beziehungsprobleme so leicht zu lösen!

Ich kann gar nicht verstehen, warum es so ein großer Schritt für viele Paare ist, sich zu entscheiden, einen Vibrator oder Dildo anzuschaffen. Als wäre das ein Armutszeugnis für das gemeinsame Liebesleben. Dabei kann ein schönes Sexspielzeug eine große Bereicherung für beide Partner bedeuten. Und den Männern nimmt es den Druck, wenn sie zu früh kommen, keinen hochkriegen oder vielleicht nicht lange genug können.

Auch Frauen haben oft großen Spaß an den kleinen Helfern mit so vielversprechenden Namen wie ▸»Madonna«, ▸»Eroscillator« oder gar ▸»Pocket Rocket«. Ein Vibrator versetzt die Klitoris in Schwingungen, diese Schwingungen dringen in tiefere Schichten des Körpers vor und können so ungeahnte Wonnegefühle hervorrufen; das schafft kein noch so fleißiger Finger. Für Frauen, die nicht so leicht zum Orgasmus kommen, ist ein Vibrator auf jeden Fall empfehlenswert, weil damit ein Erfolg fast immer garantiert ist. Ein auf diese Weise erlangter Orgasmus kann zudem viel intensiver, weil tiefer sein als ein hand- oder mundgemachter.

Eine Vibrationsvariante ist der sogenannte ▸P-Vibe, der den Penis in einen Vibrator verwandelt, außerdem wäre da ▸»Fukuoko«, der ultimative Vibrationsspaß für alle, die keine Lust auf große Gerätschaften im Bett haben. Fukuoko wird auf einen Finger gesteckt und läßt diesen dann vibrieren – eine reizvolle Alternative zu ▸Fingerlingen. Jede Dame, die sich noch nicht getraut hat, das ein oder andere Liebesspielzeug auszuprobieren, hat Pech gehabt. Unzählige Kundinnen werden mir beipflichten!

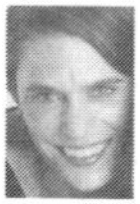

Das glaube ich gern, Frau Maravolo. Aber von den Spielzeugen zurück zum Original ... Wie Sie sehen, ist auch die männliche Libido, die ja angeblich ständig bereit ist, störanfällig. Wenn Tarzan zu viele Krokodile erledigen, an zu vielen Lianen herumschwingen und zu vielen weißen Menschen das Leben retten mußte, dann wird er abends ganz sicher mit dem Finger auf seine breite Brust deuten und sagen: »Tarzan müde.« Die männliche Libido streikt nämlich vor allem bei beruflichen Belastungen. Schuld daran sind bestimmte Streßhormone, die dann ins Blut schießen und die Produktion des luststeigernden Testosterons blockieren. Wenn er nach einem anstrengenden Tag nach Hause kommt, will er sich außerdem nicht gleich der nächsten Herausforderung stellen, nämlich der hohen

Erwartung, die sie an eine gelungene Liebesnacht stellen könnte.

Sex ist heutzutage eine Sache, die auf Gegenseitigkeit beruht und die mit Phantasie, Kompetenz und Zärtlichkeit vollzogen werden sollte. Das ist zwar prinzipiell schön, erhöht aber den Leistungsdruck im Bett. Und wer schon draußen in der bösen Welt ständig unter Druck steht, der hat keine Lust, sich abends dem gleichen Mechanismus zu unterwerfen. Deshalb können und wollen Männer eben nicht immer den Parade-Lover abgeben. Weil sie aber wissen, daß die egoistische, schnelle Nummer bei den Frauen nicht gut ankommt, ziehen sie sich lieber ganz zurück. Wer den ganzen Tag in komplizierten Strukturen funktionieren muß, dem ist abends vielleicht nicht danach, sich schon wieder auf so etwas Kompliziertes wie Intimität mit dem Partner einzulassen. Wer den ganzen Tag vor allem kontrolliert sein muß, dem fällt es abends schwer, die Kontrolle abzugeben. Guter Sex besteht aber zu einem großen Teil aus Kontrollverlust, aus Hingabe – denen nichts mehr zu schaffen macht als Streß.

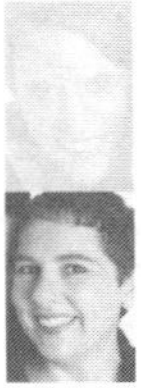

LASSEN SIE SICH NICHT STRESSEN – LUSTKILLER STRESS

Was Sie unbedingt wissen sollten: Befriedigende Sexualität ist in einer Beziehung die allerbeste Methode, der täglichen Streßfalle zu entkommen. Gemeinsame Intimität trägt entscheidend dazu bei, auch mal abzuschalten und zu entspannen. Das bedeutet nicht, daß wir stets zu sexuellen Hochleistungen fähig sein müssen. Schon ein paar sinnliche Berührungen ohne Hintergedanken setzen Hormone frei, die uns einfach guttun. Sex ist nämlich gesund und soll das beste Anti-Aging-Mittel sein. Was man da an Geld sparen kann für teure Cremchen und Operationen!

Dreimal die Woche Sex ist angeblich besser als jede Frischzellenkur. Und je älter man wird, um so mehr hat man solche Verjüngungskuren nötig. Solange Sie noch einen Partner haben, sollten Sie ihn nutzen! Sollte Ihr Partner nicht mehr so gut funktionieren, spricht nichts dagegen, sich wenigstens ab und zu allein lustvolle Minuten zu gönnen. Das würde Ihnen auch jeder Gynäkologe oder Psychologe empfehlen, wenn Sie ihn nur danach fragen würden.

Absurderweise ist Sex im Alter ein absolutes Tabuthema; wenn früher wenig darüber gesprochen wurde, tut das später keiner mehr. Ich habe mir deshalb schon des öfteren ernsthaft überlegt, mit einem kleinen Bauchladen am Wochenende die Altersheime zu besuchen und den betagten Damen und Herren ein paar meiner Glücksbringer aus dem Laden vorzustellen und Fuckerware-Partys für die Heimbewohner zu veranstalten. Vermutlich würde ich hochkant rausfliegen, schade eigentlich, aber die Belastung für die Pflegeversicherung und die Angehörigen wäre dann einfach zu hoch, wenn die alten Herrschaften plötzlich durchschnittlich zehn Jahre länger leben würden.

Viel Arbeit – kein Sex

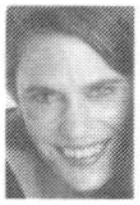

Fuckerware-Partys? Noch ein schönes Wort für meine Sammlung. Und das Ganze im Altersheim? Sie haben Ideen, Frau Maravolo, das klingt ja ganz nach einer lustigen Charles-Bukowski-Geschichte. Aber bitte setzen Sie sich jetzt nicht alle zu sehr unter Druck, per sexueller Aktivität jung und schön zu bleiben. Wir reden hier schließlich gerade nicht vom Hochleistungssport. Es geht im Gegenteil um Entspannung. Frau Maravolo hat dankenswerterweise mit ihrem Appell für mehr Sex und Entspannung, um so der täglichen Streßfalle zu entkommen, beide Partner angesprochen. Das hat einen Sinn, denn schon Anfang der neunziger Jahre haben Sexualforscher (übrigens in den USA, wo sonst?) eine neue Spezies entdeckt: die sogenannten DINS, soll heißen: *double income no sex*. Wo beide einen schwierigen Job haben, der sie auf ganzer Linie fordert, sinkt die Lust auf beiden Seiten des Bettes. Viele reagieren auf ihren beruflichen Streß mit der Einnahme von Schlaf- und Beruhigungsmitteln, viele brauchen angesichts all der Aufregung blutdrucksenkende Betablocker oder nehmen irgendwelche schicken Society-Drogen ein. All das hemmt die Sexlust.

Da könnte man nun fast ironisch fragen: Wo ist denn bei diesen Paaren das Problem? Wenn beide keinen Sex haben wollen, weil das Leben sie so mitnimmt, könnte doch jeder froh sein, wenn der andere die Füße stillhält. So einfach ist das nur leider nicht, denn auch diese DINS-Paare erinnern sich besserer Zeiten, orientieren sich an ihrer Umwelt und fühlen sich nicht wohl in ihrer Haut.

Außerdem sind DINS sehr ehrgeizige und leistungsorientierte Wesen. Ein Großteil ihres Stresses rührt schließlich daher, daß sie ihren Job perfekt machen möchten, daß sie sich auf keinen Fall eine Blöße geben wollen und Versagen oder Scheitern für das Grauenvollste halten, das diese Welt zu bieten hat. Solche Menschen haben auch im Bett einen hohen Anspruch an sich selbst und ihren Partner. Auch da muß alles perfekt sein. Gut ist ihnen nicht gut genug. Sex zelebrieren sie als Nachweis ihrer erotischen Kompetenz. Und natürlich ist für solche Menschen eine sexlose Beziehung enorm schwer mit ihrem Selbstbild zusammenzubringen. Also leiden sie. Und ersticken wahrscheinlich an Selbstvorwürfen und Vorwürfen, die sie dem Partner machen. Für solche Paare heißt es wirklich, erst mal vom Perfektionstrip runterzukommen.

Falls Sie jetzt ein ganz ausgebuffter Leser oder eine ebensolche Leserin sind, dann haben Sie natürlich einen Widerspruch bemerkt: Einerseits ist unseren Ausführungen nach die klassische Rollenverteilung abtörnend, weil Frauen dann weniger Lust haben, andererseits ist die gleichberechtigte Rollenverteilung ebenfalls abtörnend, weil beide von ihrem anstrengenden Job geschafft sind. Was soll man da tun? Gar nicht arbeiten? Bloß: Wie soll man sich dann das Gleitgel leisten?

Ich fürchte, jetzt ist die Zeit für eine unerfreuliche Wahrheit gekommen: Sie werden sich damit abfinden müssen, daß der gemeinsame Alltag, wie auch immer er organisiert ist, Ihrer Sexualität Steine in den Weg legt. Liebesleben und Sexualleben sind wie zwei Stränge Ihres Lebens, die teilweise verschmelzen, einander teilweise aber auch ausschließen. Sie lassen sich nicht voneinander ableiten oder wechselseitig erklären. Dieses Spannungsverhältnis verursacht größtes Glück und größtes Leid. Die Spannung zwischen Liebe und Sexualität werden Sie nie vollständig kontrollieren können. Auch wenn viele Psychoanalytiker das behaupten und zu diesem Behufe die »reife« oder auch »genitale« Liebe erfunden haben, die Liebe und Sex angeblich problemlos integriert. *Bullshit!*

Da kann man es nur mit dem Wiener Satiriker Karl Kraus halten, der mal gesagt hat: »Psychoanalyse ist die Krankheit, als deren Heilung sie sich ausgibt.«

Wenn Sie also denken, Sie seien »unreif«, weil Sie eifersüchtig oder sexunlustig sind oder gar zum Fremdgehen neigen, dann vergessen Sie das ganz schnell wieder. Sie sind lediglich menschlich – was allerdings auch bedeutet, daß Sie einen Haufen Probleme haben. Die gibt's in der Wiege nämlich gratis dazu …

Liebe und Sex sind nicht problemlos miteinander zu verbinden. Ein solches Fazit will natürlich niemand gerne hören, doch wenn man sich dieses Spannungsverhältnis klarmacht, werden die Erwartungen vielleicht etwas realistischer, was zu Ihrem Liebesglück enorm beitragen kann. Denn sexuelle Unzufriedenheit besteht rein arithmetisch gesehen aus der

Diskrepanz zwischen dem sexuell Erwünschten und dem sexuell Erreichten. Werden Ihre Wünsche etwas realistischer, kann Ihr Sexleben möglicherweise Ihre Erwartungen übertrumpfen. Ziemlich raffinierte Vorgehensweise, was?

Einer will immer – die einseitige Lustlosigkeit

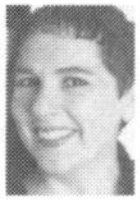

Schön, Frau Fischer, doch zu Ihrem ausdrücklichen Appell zur sexuellen Bescheidenheit möchte ich noch etwas beitragen: Lustlosigkeitsattacken sind nichts Besonderes und auch nicht besorgniserregend. Jeder hat sie, jeder kennt sie – Sexualität läßt sich nun mal nicht beliebig steuern und ist demnach auch nicht an- und abstellbar wie ein Radio oder Fernseher. Auch wenn das natürlich sehr praktisch wäre.

Schwierig wird es, wenn die einseitige Lustlosigkeit anhält, denn das ist für den einen enttäuschend, während der andere unter permanenten Schuldgefühlen leidet. Auf Dauer ist das für beide frustrierend und kann zu Streit bzw. Distanz führen, und das verschärft letztlich das Problem. Wenn man sich immer zurückgewiesen fühlt, schwinden Energie und Mut, sich wieder und wieder zu neuen Annäherungsversuchen aufzurappeln, und irgendwann passiert dann gar nichts mehr.

Vielleicht werden Sie jetzt seufzen und fragen: Na und? Das Wissen, woher die Lustlosigkeit kommt, hilft mir auch nicht weiter. Und daß sie sich nicht so einfach ändern läßt, erst recht nicht! Einer meiner männlichen Freunde beschrieb den Bettenfrust in seiner Ehe so: »Wenn ich ins Schlafzimmer komme, sehe ich im Geiste überall gespannte Stolperseile. Da klettert man vorsichtig drüber und stolpert doch. Bis ich unter der Bettdecke bin, hab ich schon aufgegeben.« Dieser Freund ist genervt von der Sensibilität, die er aufbringen muß, um zu spüren, wann seine Frau möglicherweise Lust haben könnte. Seine Frau dagegen ist genervt, wenn sie an seinen morgendlichen Berührungen bereits spürt, daß er abends Sex haben will, und sie noch gar nicht weiß, ob sie dann auch will. Und so macht sie sich den ganzen Tag über Gedanken, hat im voraus schon mal Schuldgefühle und abends garantiert keine Lust.

Sexualforscher sprechen bei solchen Entwicklungen von einem »lustlosen Paar« und nicht von einem lustlosen Partner. Sie sind der Ansicht, daß hinter dem Problem immer eine Paardynamik steckt. Eine Dynamik also, die in der Beziehung der Partner zueinander liegt. Diese Blickweise hat den Vorteil, daß die Schuldfrage nicht gestellt werden kann.

Beide haben ein Problem miteinander, das sie nur miteinander lösen können. Fragt sich nur, wie?

Was tun gegen Bettfrust?

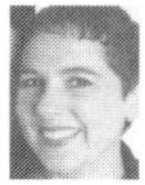

Das ist typisch, Frau Fischer: Die allgemeine Weltlage können Sie ganz toll erläutern, aber wenn's konkret wird, werfen Sie mir den Ball zu. Um hinterher skeptisch die Stirn zu runzeln, wette ich. Aber nun gut: Ich bin die Expertin, und die hat natürlich Tips!

Kontrollverlust für Anfänger

Wie Frau Fischer zuvor richtig bemerkte, besteht guter Sex zu einem großen Teil aus Kontrollverlust, und das Problem, loszulassen, ist uns doch wahrlich nicht unbekannt. Dabei ist das Hirn der Frauen noch viel schwieriger zu überlisten als das der Männer. Bis wir uns mal lockermachen können, muß man uns doch nahezu narkotisieren oder festbinden.

Apropos festbinden: Sie glauben gar nicht, wie viele Paare sich bei mir mit ▸Bondage-Utensilien eindecken, die es ihnen erleichtern, sich gehen zu lassen. Wollen Sie wissen, wie das geht? Ganz geschlechtsunabhängig und spielerisch? Bitte erlauben Sie mir die ein oder andere Übertreibung in der Schilderung, und vor allem glauben Sie mir eins: Angebundensein hilft, denn man kann tatsächlich nichts tun, als sich irgendwie zu er- und im nächsten Schritt hinzugeben. Das geht in gefesseltem Zustand manchmal wirklich leichter, frei nach dem Motto: Jeder Widerstand ist zwecklos, jetzt wirst du fertiggemacht nach allen Regeln der Kunst. Wahrscheinlich wirkt ein kleiner Knebel noch verstärkend, schade nur, daß dann auch eventuelle Stöhner nicht mehr hörbar sind, und das wäre vielleicht nur der halbe Spaß, vor allem beim ▸Unisono-Stöhnen, wenn man sich an den Geräuschen des anderen so richtig schön hochziehen kann. Und nicht vergessen: Jede Berührung wird mit verbundenen Augen viel intensiver wahrgenommen. Also, nehmen Sie einfach ein Seil vom letzten Wanderurlaub (ein paar Seidentücher oder Krawatten tun's zur Not auch). Aber Vorsicht: Richtiges Bondage will gelernt sein, passen Sie daher auf, daß sich die Seile nicht zuziehen können, und schnüren Sie nicht zu fest zu! Überwältigen Sie Ihren Partner und lassen Sie ihn, wenn's sein muß, ruhig mal zehn Minuten zur Ruhe kommen. Gehen Sie aus dem Zimmer, machen Sie sich ein bißchen frisch, holen Sie eine Flasche Wasser, ▸Massageöl und Gleitgel, telefonieren Sie noch kurz mit Ihrer Schwiegermutter, zu der Sie die Kinder verfrachtet haben, um zu hören, ob wirklich alles in Ordnung ist. Und dann legen Sie langsam los. Eine Massage ist ein guter Start. Stellen Sie sich doch mal vor, man weiß nie, welches Körperteil als nächstes bearbeitet wird, wie aufregend. Es gibt super Gleitmittel, die Sie zum Massieren des ganzen Körpers nehmen können, garantiert ohne Flecken auf dem Laken zu hinterlassen.

Wenn Sie der Chef oder die Chefin sind, genießen Sie es, die Kontrolle zu haben, und kosten Sie es so richtig aus. Quälen Sie Ihren Partner, indem Sie nie das machen, wonach er am meisten verlangt. Streicheln Sie so lange wie möglich um den heißen Brei herum, und lassen Sie Ihr Opfer zappeln. Aber übertreiben Sie es nicht, denn bei der nächsten Gelegenheit könnten Sie dran sein …

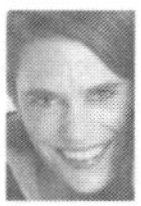

O lala, Frau Maravolo. Ich fürchte, jetzt bringt niemand mehr die Konzentration für meine abschließenden Worte auf, weil dringend alles Seilartige in der Wohnung zusammengesucht wird … Also, deshalb ganz kurz: Sexualforscher nennen das Problem, mit dem wir es hier zu tun haben, steigende »Ich-Bezogenheit«. Soziologen bezeichnen es als die Verpflichtung zur Autonomie. Das heißt: Wir haben heute die Vorstellung entwickelt, ständig alles unter Kontrolle haben zu müssen. Zunehmende Angespanntheit ist die Folge, was sich auch in vielen Krankheiten niederschlägt wie etwa

Rückenschmerzen, die mittlerweile zur Volkskrankheit Nummer eins geworden sind.

Sex ist zwar die wunderbarste Form zu entspannen, doch viele Menschen sind mittlerweile so angespannt, daß sie gar nicht mehr dazu kommen loszulassen. Die leistungsorientierten Männer trifft diese Entwicklung scheinbar stärker als die Frauen – allerdings sind auch Frauen betroffen, sobald sie einer anspruchsvollen Tätigkeit nachgehen.

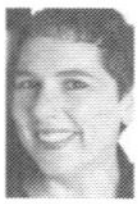

Kleine Entspannungsübung für Leistungsorientierte

Ich weiß, wovon Sie sprechen, Frau Fischer, ich hatte schon mit Fünfunddreißig einen Bandscheibenvorfall. Wenn Sie erst einmal extrem gestreßt sind, müssen Sie Gang für Gang herunterschalten, und das möglichst ohne Beruhigungs- oder Schlaftabletten.

Wer soviel arbeitet, kann sich bestimmt auch ein Badezimmer mit Badewanne leisten. Duschen Sie nicht ständig, weil's so fit macht, sondern erklären Sie zumindest den Sonntag zum Badetag. Benutzen Sie das gut duftende und angeblich aphrodisierende Badeöl, das Ihnen Ihre Freunde zum letzten Hochzeitstag geschenkt haben (zu ▸Aphrodisiaka siehe »Kleines ABC« im Anhang). Wenn Sie dran glauben, wirkt es auch. Bleiben Sie eine halbe Stunde in der Wanne liegen, am besten mit Ihrer Lieblingsmusik im Hintergrund. Wasser, vor allem, wenn es warm ist, wirkt sehr entspannend und lockert die Muskulatur. Ein Bad zu zweit ist die perfekte Einstimmung für gemeinsame Wonnestunden. Begeben Sie sich danach wohlriechend und zu allem bereit, nur im Bademantel und in beste Absichten gekleidet, zu Tisch. Nehmen Sie ein leichtes Mahl ein, trinken Sie ein Glas Ihres Lieblingsrotweines (nur ein Glas!), lassen Sie den Fernseher aus, und legen Sie sich zusammen aufs Sofa. Im ungünstigsten Falle schlafen Sie sauber und entspannt ein. Machen Sie sich deshalb aber bloß keine Gedanken, sondern probieren Sie's bei nächster Gelegenheit einfach noch mal. Und vergessen Sie nicht, das vibrierende ▸ Quietsche-Entchen mit in die Wanne zu nehmen …

Es gibt übrigens noch mehr wasserdichte Vibratoren, und haben Sie eigentlich schon mal den Brausekopf näher ins Visier genommen? Viele Frauen schwören darauf, ihre intimsten Stellen mit Hilfe des Wasserdrucks zu massieren!

Dirty talk I

Wann haben Sie Ihrer Frau eigentlich das letzte Mal gesagt, wie geil Sie ihren Hintern finden? Und zwar dann, wenn sie überhaupt nicht damit gerechnet hat, zum Beispiel im Supermarkt in der Warteschlange an der Kasse?

Wenn es stimmt, daß Männer am Tag mindestens dreihundertmal an Sex denken, wäre es schön, wenn sie dies jedes zweihundertneunundneunzigste Mal laut kundtäten. Aber bitte nicht unbedingt dann, wenn Sie am liebsten gleich zur Sache kommen würden, sondern dann, wenn sie es einfach als Kompliment auffassen und sich schon mal ein paar pikante Dinge ausmalen kann, bis beide allein sind. So ein Appetitmacher nennt sich in der Marketingfachsprache »Teaser« und wirkt Wunder.

Schon mal was von »Ohralsex« gehört? Ohrmuschel und -läppchen zählen zu den erogenen Zonen. Kein Wunder also, daß der Mund am Ohr sich so gut anfühlt, vor allem, wenn er kleine erotische Geschichten hineinflüstert.

SMS und andere kleine Botschaften

▸ Verbalerotik ist auch anders möglich: Senden Sie eine kleine Zweiminutenphantasie direkt zu ihm per SMS in den allmorgendlichen Berufsverkehr, oder legen Sie einen kleinen Zettel mit einer schweinischen Botschaft in die Butterbrotdose. Dann haben Sie den ganzen Tag Zeit, so richtig scharf zu werden. Und nutzen Sie das neue Fotohandy doch mal nicht nur zum Ablichten Ihres Konterfeis, sondern geben Sie Einblicke unter der Gürtellinie!

Auch Telefonsex kann total antörnend wirken. Haben Sie das schon mal probiert? Die Hemmungen fallen oft leichter, wenn man sich dabei nicht in die Augen schauen muß. Außerdem kann man beim erotischen Plausch leicht die eigene Hand wandern lassen. Ein Tip: Rechtshänder nehmen dazu die linke und Linkshänder die rechte Hand, so entsteht der Eindruck, von einer anderen Person verwöhnt zu werden.

Erfolgsrezepte aus alten Tagen

Schon vergessen? Früher hat das doch auch funktioniert:

Bringen Sie am Wochenende das Frühstück ans Bett wie in den guten alten Zeiten, als es Ihnen beiden noch egal war, wenn Sie sich danach fröhlich in den Krümeln wälzten. Je länger Sie sich gemeinsam im Bett aufhalten, ohne sofort einzuschlafen, desto eher werden Sie wieder zur Sache kommen!

Legen Sie mal die Platte auf, die Sie damals so gern zusammen gehört haben, lehnen Sie sich zurück und genießen Sie das lange vergessene Gefühl, das dabei garantiert wieder aufkommt.

Benutzen Sie das Parfüm, das Sie draufhatten, als Sie sich kennengelernt haben!

Machen Sie sich wieder Komplimente! Fangen Sie klein an, damit es nicht so klingt, als hätten Sie was auf dem Kerbholz. Positive Statements über die neue Frisur oder den Hintern, der in der neuen Hose besonders knackig aussieht, ziehen immer! Bitte nicht nur von gutgebügelten Hemden und phantastisch gekochtem Essen schwärmen, meine Herren, und wenn Ihnen sonst nichts einfällt: Pfeifen Sie ihr einfach hinterher (aber nur, wenn niemand dabei ist, sonst muß sie sich offiziell darüber beschweren, um ihr Gesicht nicht zu verlieren ...).

Gab es früher vielleicht Kosenamen, die schon lange in Vergessenheit geraten sind? Es lohnt sich, diese aus der Versenkung zu holen und dem Partner aus heiterem Himmel ins Ohr zu flüstern!

Seien Sie aufmerksam. Das beinhaltet auch, daß versteckt formulierte Wünsche jeglicher Art nicht einfach ignoriert werden, egal, ob es das Auto ist, das mal wieder ausgesaugt werden müßte, oder die Bodylotion, die gerade ausgegangen ist. Sie können sich das nicht merken? Na, dann schreiben Sie es sich halt irgendwo auf!

Apropos aufmerksam: Was fällt Ihnen als Mittel gegen einen steifen Nacken ein? Etwaige Verspannungen sind nicht das schlechteste Mittel, um sich körperlich wieder näher zu kommen, und wenn die Massage zu mehr anregt, verwenden Sie doch mal abschleckbare Bodyprodukte wie flüssige Schokolade oder ▸ Honey Dust. Hmmm!

Wenn Sie jetzt überheblich grinsen nach dem Motto: Na toll, was Besseres fällt der auch nicht ein, dann überlegen Sie mal, wann Sie eine dieser Ideen das letzte Mal in die Tat umgesetzt haben ... Na bitte!

Sex macht Lust auf mehr!

Eines sollten Sie zudem bedenken: Die Lust auf Sex steigt, je mehr Sex Sie haben. Wenn Sie sich ewig nicht aufrappeln konnten, weil es immer wieder einen guten Grund gab, die Sache zu verschieben, versuchen Sie es einfach trotzdem. Haben Sie erst mal damit angefangen, werden Sie merken, wieviel Spaß Sie dabei haben. Erinnern Sie sich an das alte Sprichwort »Der Appetit kommt mit dem Essen«? Das trifft auch beim Sex zu!

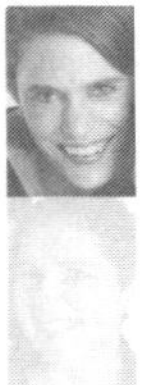

FRÜHER WAR ALLES SO EINFACH – HEUTE IST ALLES SO VERTRAUT

Also, da ist in der Tat die Zeit für ein Stirnrunzeln gekommen. Schweinische Botschaften in der Butterbrotdose, die Sie antörnen sollen? Ein Mann, der ständig erzählt, daß er gerade jetzt Bock hat? Das soll helfen? Das wage ich zu bezweifeln. Lieber würde ich mal wieder etwas grundsätzlicher werden und den folgenden Trick anraten: Ändern Sie doch mal die Sichtweise, wenn Sie auf Ihr aktuelles Sexualleben schauen. Fragen Sie sich nicht immer nur, warum bei Ihnen heute nur noch selten im Bett die Post abgeht, sondern überlegen Sie mal, woran es lag, daß Sie früher so oft Lust aufeinander hatten.

Es ist nämlich so, daß Sex bei frisch verliebten Paaren die beste Möglichkeit darstellt, Nähe zu erzeugen, deshalb tun sie es am Anfang so oft. Sie haben schließlich noch keine gemeinsame Vergangenheit und müssen ihre Gemeinsamkeiten erst kennenlernen – also spielen sie immer wieder das gleiche Theaterstück. Mit dem versichern sie sich ihrer Zusammengehörigkeit und erkunden, ob das gemeinsame Spiel erfolgversprechend ist, ob also eine Beziehung mit diesem Partner oder dieser Partnerin möglich scheint.

Paare, die schon länger zusammen sind, haben dagegen ein größeres Repertoire. Sie verfügen über andere Möglichkeiten, ihre Zusammengehörigkeit zu erfahren, denn sie haben sich im allgemeinen bereits irgendeine Art von gemeinsamer Welt geschaffen, viele wohnen zusammen, haben Kinder, teilen eine gemeinsame Vergangenheit. Da reichen kleine Gesten, kurze Blicke und wenige Worte, um ein »Wir«-Gefühl herstellen zu können. So ein Langzeitpaar produziert, wenn alles gut läuft, permanent Bindung, Vertrauen und eine gemeinsame Geschichte, von Liebe gar nicht zu reden. Sex ist da nur noch eine Möglichkeit unter vielen, wenn auch eine sehr schöne, und deshalb nicht mehr sooo wichtig wie am Anfang. Viele dieser Paare berichten auch, ihr Sex sei zwar nicht mehr so aufregend und vor allem seltener geworden als früher, dafür aber vertrauensvoller, liebevoller und irgendwie tiefer. Ständiger Sex ist also nicht der Normalzustand und weniger Sex infolgedessen nicht unbedingt ein Mangelzustand.

Anti-Routine-Rezepte

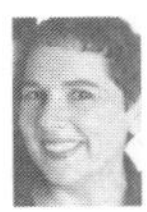

Frau Fischer, Sie vergessen, daß wir ein Buch schreiben, das den Lesern Tips und Anregungen zu einem besseren Sexualleben geben soll. Da kann man doch wohl kaum dazu raten, es sich in seinem Mangelzustand häuslich einzurichten, weil dies nämlich gar kein Mangelzustand sei. Einverstanden, von allzu hohen Erwartungen sollten Sie sich verabschieden, das ist auch meine Meinung. Es kann nun mal nicht immer so aufregend bleiben wie am Anfang. Das Gefühl extremer Verliebtheit läßt sich nicht bis zum Sankt Nimmerleinstag konservieren. Bei niemandem. Aber ein paar Dinge können Sie schon tun, damit es wenigstens hin und wieder mal so knistert wie früher.

Die totale Sexpause

Nicht Sexende, eine Sexpause ist hier gemeint, die aber mindestens drei Monate andauern sollte. So eine Sexpause ist dann sinnvoll, wenn sich der Lustlose in Ihrer Beziehung unter Druck gesetzt fühlt, und davon gehen wir mal aus. Dieser Druck kann nur dann genommen werden, wenn die Erwartung offiziell gar nicht existiert. Es ist gut möglich, daß die Lust sich dann völlig streßfrei neu entwickelt.

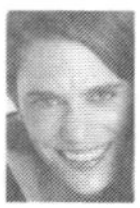

Also, Frau Maravolo, was diese Sexpause angeht, bin ich ziemlich skeptisch. Meines Erachtens hat sie zwar tatsächlich den Vorteil, den akuten Druck aus dem »Einer-will-einer-will-nicht«-Kreislauf zu nehmen, aber das war's dann auch schon. Sollte sie nämlich nicht funktionieren, heißt das nicht, daß das Paar nun sexuell komplett gescheitert ist. Vielleicht sind es tiefgreifende emotionale Probleme, die die totale Bettflaute auslösen, vielleicht sind es die gegenseitigen Vorwürfe oder das Schweigen zwischen den beiden, die für eine Entfremdung und eine Wut sorgen, die auch sexuell nicht mehr überbrückt werden kann.

Zeit zu zweit

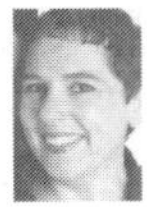

Ganz richtig, Frau Fischer, manchmal haben sexuelle Störungen, wie das so schön heißt, in der Tat tiefgreifende psychische Ursachen, die eine Paartherapie erforderlich machen. Nicht selten geht es aber auch einfacher mit schlichten Tips wie diesem: Planen Sie ganz bewußt ab und zu einen Wochenendtrip, aber nicht in den nächsten Großstadtstreß, sondern irgendwo in die Pampa in eins von den schnuckeligen Romantikhotels, wo sich nur Fuchs und Hase gute Nacht sagen. Vergessen Sie keinesfalls, Ihr Lieblingsmassageöl und den Vibrator mitzunehmen, der schon seit Jahren unbenutzt in der hintersten Nachttischschublade vor sich hin gammelt. Sie wissen doch, der, mit dem Sie einst richtig Spaß hatten und der dann total in Vergessenheit geraten ist, warum, weiß eigentlich keiner so genau.

Übrigens: Wo es besonders schön ist, verraten wir Ihnen unter »Tips und Anregungen« in unserem Anhang!

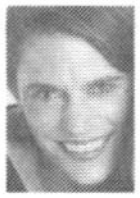

Frau Maravolo: Romantikhotel? Gegen den Vibrator hab' ich ja nichts einzuwenden, aber Romantikhotel? Das Problem bei Langzeitpaaren ist doch wahrscheinlich nicht die mangelnde Romantik, sondern die mangelnde Lust. Und die hat nicht unbedingt was mit kuscheliger Romantik zu tun, sondern eher mit dem Gegenteil davon: mit den dunklen Wünschen, mit denen, die nie ausgesprochen werden, weil beide Partner das Beste füreinander wollen, und heraus kommt dann der kleinste gemeinsame sexuelle Nenner. Das, was die beiden im Bett miteinander treiben, ist nämlich nur die Schnittmenge dessen, was jeder von ihnen sich wünscht. Nehmen die Partner beständig Rücksicht und zelebrieren den Sex stets als Angelegenheit, die absolut gleichberechtigt verhandelt werden muß, dann werden sie nie etwas anderes erleben als diese Schnittmenge. Die Folge: Beide sind gleich unzufrieden, weil es neben dieser kleinen praktizierten Schnittmenge eine große Menge unerfüllter Wünsche gibt. Und es ist gerade die Romantik, die dafür verantwortlich ist, daß die Partner die Spannung zwischen individueller und partnerschaftlicher Sexualität vermeiden wollen. Statt beim Candle-light-Dinner im Romantikhotel einen auf liebevolle

Harmonie zu machen, wäre es besser, wenn jeder mal den Egoisten in sich entdecken und die eigenen Wünsche aussprechen und vor allen Dingen in die Tat umsetzen würde. So kann dann vielleicht eine neue erotische Gemeinsamkeit entstehen.

Neugierig bleiben und Grenzen überschreiten

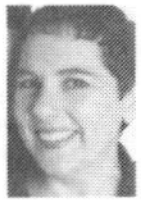

Sie nehmen mir die Worte aus dem Mund, Frau Fischer, ich hab' mein Pulver nämlich durchaus noch nicht verschossen.

Wissen Sie auch ganz bestimmt, was Ihr Partner wann am liebsten mag? Oder kann es etwa sein, daß da noch ungeahnte Liebespotentiale in Ihnen beiden schlummern? Versuchen Sie, das rauszukriegen. Und denken Sie daran: Nichts ist auf Dauer langweiliger, als immer die gleichen Knöpfe zu drücken, selbst wenn das zum gewünschten Ergebnis führt. Auch ein neuer Weg führt zum Ziel. Wenn Sie sich nicht trauen sollten, Dinge anzusprechen, auf die Sie schon länger mal Lust hätten, dann nehmen Sie ein Buch mit erotischen Geschichten zur Hand und lesen Sie einander daraus vor. So kriegen Sie auf ganz unauffällige Art heraus, was Ihr Partner von der neuen Liebesspielvariante hält. Spielen Sie diese Geschichte möglichst schon während des Lesens mit – Sie werden sehen, wieviel Spaß Sie dabei haben. Eine Liste erotischer Lesebücher finden Sie im Anhang. Dort gibt es auch eine schöne Auswahl an sexy Hörspielen, damit Sie alle vier Hände füreinander frei haben.

Das Leben ist Veränderung

Gehen Sie nicht davon aus, daß Ihr Partner ein Lebtag auf die gleichen Dinge steht. Vielleicht meinen Sie deshalb, die Person, die Sie vor längerer Zeit kennengelernt haben, sei nicht mehr die gleiche, die heute neben Ihnen im Bett liegt. Das kann sehr gut sein, denn daß Sie sich einst als Paar zusammengetan haben, um Ihr Leben zu teilen, heißt noch lange nicht, daß Sie sich als Individuum nicht ganz separat weiterentwickeln, und das nicht immer im Gleichschritt mit Ihrem Partner. Ob es jetzt der Job ist, die privaten Interessen und Hobbys oder auch der Freundeskreis – das ganze gemeinsame Leben unterliegt einer permanenten Veränderung und natürlich auch die sexuellen Wünsche und Bedürfnisse. Der Konflikt zwischen individueller und partnerschaftlicher Sexualität, wie Frau Fischer es nannte, kommt dann voll zum Tragen. Schön wäre es deshalb, wenn Sie sich über neue Bettgelüste von Zeit zu Zeit in gleicher Form austauschen würden, wie Sie auch über neue Bekanntschaften reden und Berufsprobleme durchsprechen. Aber das tun die wenigsten. Kein Wunder also, daß da so manches Verlangen unbefriedigt bleibt, und das nur, weil der Partner gar nichts davon weiß.

Sie haben das Gefühl, schon gar nicht mehr zu wissen, was Sie so richtig anmachen könnte, Sie haben sämtliche Phantasien ins Hinterste Ihres Gehirns verbannt und sind nicht in der glücklichen Verfassung, bei mir im Sexshop vorbeizuschauen, um sich endlich mal wieder über Ihre Wünsche und Vorstellungen zu unterhalten, und Sie können auch sonst nicht mit der besten Freundin oder dem Kollegen darüber reden?

Schreiben Sie doch einfach alles auf, was Ihnen zu Ihrem Sexleben einfällt, vom ersten Mal bis heute. Vergessen Sie dabei Ihre Lieblingsphantasien nicht. Und notieren Sie, wie Sie sich Ihre Sexualität in Zukunft und mit Ihrem Partner vorstellen. Wie weit weicht Ihr Leben von Ihren Vorstellungen ab, welche Ihrer Wünsche sind bisher unerfüllt geblieben? Lassen Sie das Geschriebene auf sich wirken, legen Sie es beiseite, lesen Sie es später noch einmal, und dann versuchen Sie, Ihre Erkenntnisse mit Ihrem Partner zu besprechen. Ich gebe Ihnen diesen Tip deshalb, weil ich weiß, daß man sich über die eigenen Bedürfnisse nur dann klarwerden kann, wenn man sich bewußt damit auseinandersetzt. Sie glauben gar nicht, wie glücklich die Leute oft waren, nachdem sie mit mir im Laden über ihre intimen Vorstellungen gesprochen haben. Es tut enorm gut, sich die Seele freizureden – und nicht jeder kann sich nun mal einen Therapeuten leisten!

Aber wie können Sie sich Ihrem Partner gegenüber offenbaren, ohne daß es Ihnen peinlich ist oder daß Ihre Wünsche letzten Endes noch zum Druckmittel werden? Versuchen Sie mal, ganz in Ruhe einen Wunschzettel zu verfassen, den Sie vielleicht tatsächlich jedes Jahr an Weihnachten übergeben.

Die Jahres-Wunschzettelaktion

Wie, Ihnen fällt nichts ein? Und was ist mit der Idee, die Ihnen schon seit Jahren im Kopf herumspukt, daß Sie gerne mal die Augen verbunden haben möchten, um nicht zu wissen, was als nächstes passiert? Oder haben Sie mit dem Wunsch schon abgeschlossen, ganz ungezwungen gemeinsam in einen Sexshop zu gehen, nur um mal zu gucken, was es da alles so gibt? Und wo ist denn die Phantasie aus Pubertätszeiten geblieben, einen Dreier auszuprobieren? Vielleicht würden Sie auch gerne gepflegt den Hintern versohlt bekommen, macht ja nichts. Und so wie auf S. 102/103 könnte Ihr Wunschzettel aussehen, den Sie jetzt nur noch ausfüllen und einander übergeben müssen. Versuchen Sie's!

Bitte kopieren, ankreuzen, ausfüllen und unbedingt bei Ihrem Liebling auch abgeben! Und falls Ihr Wunsch nicht dabei sein sollte, schreiben Sie ihn dazu. Lassen sie Ihren Phantasien freien Lauf! Hemmungslos.

Ich habe Lust ...

- ☐ in der nächsten Woche den Zeitpunkt festzulegen, wann wir Sex haben.
- ☐ Dich einen Abend so zu verwöhnen, wie Du es willst.
- ☐ mich einen Abend ganz nach meinem Geschmack von Dir verwöhnen zu lassen.
- ☐ mit Dir einen guten Porno anzusehen.
- ☐ Dir zu sagen, was mich eher abtörnt, wenn wir Sex haben, nämlich
  ____________________ oder ____________________.
- ☐ mal ganz was Neues im Bett auszuprobieren. Spannend fände ich es, wenn
  - ☐ wir es mal anal machen.
  - ☐ ich Dir dabei zuschaue, wie Du es Dir selbst besorgst.
  - ☐ Du mir sagst, was Du willst, während wir Sex haben.

- ☐ wir einen Vibrator mit ins Sexspiel bringen.
- ☐ wir es mal zu dritt machen.
- ☐ Du laut wirst, stöhnst oder scharfe Sachen zu mir sagst.
- ☐ wir mal SM-Spiele versuchen.

☐ irgendwo im Freien mit Dir Sex zu haben.

☐ es mit Dir an einem öffentlichen Ort zu treiben (im Zug, im Kino, in der Restauranttoilette).

☐ mehr über Deine geheimen sexuellen Phantasien zu erfahren.

☐ Dir mehr über meine Sexphantasien zu erzählen. Es wäre schön, wenn

- ☐ wir unseren Sex so richtig inszenieren würden.
- ☐ Du sexy Wäsche tragen würdest.
- ☐ ______________________________
- ☐ ______________________________

☐ mit Dir in einen Swingerclub zu gehen.

☐ ______________________________

☐ ______________________________

☐ ______________________________

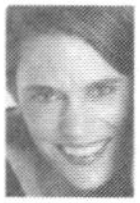

Reden Sie!

Kompliment, Frau Maravolo, diese Wunschzettelaktion gefällt mir ausnehmend gut. Bitte unbedingt ausfüllen!!! Das wird garantiert eine spannende Lektüre …

Und nun zu meinem Tip: Reden Sie. Reden Sie miteinander so viel, so oft und so ausführlich, wie Sie nur können. Tun Sie sowieso, meinen Sie? Nur über was? Und wie lange? Das durchschnittliche deutsche Ehepaar spricht vier Minuten am Tag miteinander, und zwar meistens über die Alltagsorganisation. Der durchschnittliche Fernsehkonsum beträgt dagegen zweihundertdrei Minuten pro Tag – vielleicht ist es deshalb auch ein gutes Aphrodisiakum, wenn Sie Ihren Fernseher rausschmeißen. Dann fällt allerdings auch das gemeinsame Pornoschauen flach – aber dazu gleich mehr.

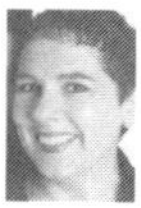

Und zwischendurch ein guter Porno

Ich weiß, Sexfilme und ▸ Pornographie sind so ein Thema. Aber eines, das offensichtlich viele Paare beschäftigt. Alle Welt ist auf der Suche nach guten Pornos, die sich Paare auch mal gemeinsam angucken können, ohne daß das Ganze zu einer Lachnummer verkommt oder total abtörnend wirkt. Wenn Frauen behaupten, sie schauten sich nicht gerne Pornos an, dann liegt das mit Sicherheit an den miesen Streifen, die Sie alle aus den Videotheken kennen. Die erfüllen bestimmt ihren Zweck, wenn Männer sie alleine sehen, taugen aber nicht zum Einläuten einer wilden Nacht. Frauen stehen auch auf visuelle Reize, nur ästhetisch sollten sie sein und wenn möglich mit ein bißchen phantasievoller Story drum herum.

Leider ist es gar nicht so leicht, gute Filme zu bekommen, da es aus Gründen des Jugendschutzes verboten ist, jegliche Produkte mit einer Altersbeschränkung ab achtzehn per Post zu versenden. Sie sind also darauf angewiesen, einen Frauensexshop in Ihrer Nähe oder eine wirklich gut sortierte Videothek aufzusuchen. Dennoch habe ich eine Liste mit guten Filmen in den Anhang gestellt, damit Sie überhaupt wissen, wonach Sie schauen müssen. Außerdem sollten Sie zuvor unbedingt mit Ihrem Partner über Ihr Vorhaben sprechen, um ihn nicht zu überfordern – auch in diesem Fall sind Offenheit und Kommunikation unumgänglich.

Genau. Kommunikation. Wichtiges Thema. Es läßt sich so zusammenfassen: Teilen Sie Ihre Gedanken, Ihre Wünsche und Ihre Sorgen mit. Lassen Sie den anderen hinein in Ihre eigene Welt, kapseln Sie sich nicht ab. Offenheit schafft Nähe und Intimität, und für die meisten Frauen ist das nun mal die Voraussetzung für Sex. Deshalb richtet sich dieser Rat vor allem an die Männer: Auch wenn den meisten von Ihnen Innenwelten merkwürdig unklar und verschwommen und natürlich höchst gefährlich vorkommen, sollten Sie diese nicht komplett ignorieren. Ihre Frauen nämlich halten sich gerne dort auf, und sie reden noch lieber darüber, was sie in diesen Innenwelten erleben: Man nennt es Gefühle, schon mal gehört? Das sind diese Dinge, die man nicht messen, wiegen oder zählen kann, diese vagen Phänomene, die das Gegenteil von Sachen, Instrumenten, Werkzeugen, Fakten darstellen. Nähe, Vertrauen, Offenheit und Intimität schafft man, indem man diese sogenannten Gefühle dem anderen mitteilt. Bei Frauen gibt es eine mysteriöse Verbindung vom Ohr zum Becken, bei Frauen nämlich beginnt der Sex im Kopf und nicht zwischen den Beinen. Sexualforscher sprechen gar von einem »Ohrgasmus«. Frauen lieben es, in die Innenwelt des Partners zu schauen. Sie wollen wissen, wie sie dort wohnen, ob sie gut und bequem untergebracht sind. Wenn sie sich dessen nicht sicher sind, fühlen sie sich sehr schnell allein.

Ohne Nähe fällt den meisten Frauen Sex schwer. Schon deshalb sollten Männer mit ihren Frauen reden und ihnen auch mal sagen, daß sie sie lieben. Ja, ich weiß, Männer halten das meistens für überflüssig, schließlich spricht doch allein die Tatsache, daß sie noch da sind, Bände. Oder daß sie den Mixer repariert, das Auto gewaschen oder die Versicherungen klargemacht haben. Frauen reicht das aber nicht. Frauen wollen immer ein bißchen mehr, das sollten Männer einfach wissen, denn dann können sie es ihnen auch geben. So kompliziert ist dieses Mehr nämlich gar nicht: mal ein paar Blumen, mal ein Kompliment, mal eine Liebeserklärung. Mal etwas A-U-F-M-E-R-K-S-A-M-K-E-I-T!!! Ist das so schwer? Und natürlich eine prinzipielle Bereitschaft zum Reden, die sich nicht in »Hm« und »Hm-hm« hinter der Tageszeitung oder beim Formel-eins-Gucken erschöpft. Wenn Paare nicht mehr miteinander reden, sterben Nähe, Vertrauen, Offenheit und Intimität ab, dabei sind gerade sie es, die eine gute Liebesbeziehung ausmachen.

Beziehungen sind vor allem heutzutage zerbrechlich, und sie bestehen nur so lange, wie beide Partner zufrieden sind.

Was wen wie zufrieden macht, muß dabei ständig neu ausgehandelt werden. Wie sollen Sie das tun, wenn Sie gar nicht wissen, was in dem anderen vorgeht, was er fühlt, was er sich wünscht, was ihn nervt? Also: Reden Sie. Wenn Ihnen das nicht mehr so nebenbei gelingt, dann planen Sie jede Woche ein »Paargespräch«. Nehmen Sie sich Zeit, und lassen Sie sich ausreden. Sie werden sich wundern, was Sie übereinander erfahren und wie sich das auf Ihr Liebesleben auswirkt.

Die Harmoniefalle – wie Brüderchen und Schwesterchen

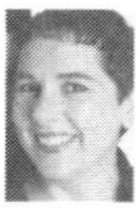

Zuviel Vertrautheit – gibt es das überhaupt? Ja, nämlich dann, wenn Sie nichts Gutes daraus machen und die Dinge einfach laufen lassen. Das birgt auf Dauer die Gefahr von Langeweile. Alles wird zusammen unternommen, man versteht sich einfach so gut, daß nirgendwo mehr Reibung möglich ist. Und Reibung ist schließlich eine Grundzutat beim Sex... Wenn Ihnen Ihr vertrauensvolles Geschwisterverhältnis gefällt, dann ist alles im Lot. Wenn zwei keinen Sex wollen, gibt es kein Problem. Wenn Sie allerdings – und davon gehe ich aus – langsam anfangen, sich doch ein bißchen zu langweilen, würde ich jede Menge Beziehungsurlaub empfehlen. Was sagen Sie dazu, Frau Fischer?

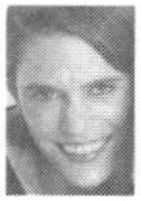

Ich sage: Verabschieden Sie sich von zuviel Harmonie. Harmonie besteht immer aus Kompromissen, und manche davon sind einfach zu teuer. Ein Bilderbuchdasein mit blondschopfigen Kindern, Reihenhaus, Saab und Labrador bezahlen Sie möglicherweise mit der totalen Ruhe im Schlafzimmer, denn Ihre eigenen dunklen Wünsche passen wohl kaum in dieses Leben. Eine Mama, die es gerne mal zu dritt treiben würde? Die perfekte Hausfrau, die am liebsten gefesselt wird? Sie und Ihr Leben sind nie so perfekt wie Ihre Idealvorstellung dieses Lebens. Also, leben Sie damit, daß alles chaotischer, unordentlicher und weniger perfekt läuft. Das nimmt Ihnen den Druck, Ihr eigenes Leben und das Ihres Partners und Ihrer Familie immer perfekt am Laufen zu halten. Das Gefühl, überfordert zu sein, ist einer der häufigsten Gründe, warum Frauen keine Lust mehr auf Sex haben. Sie sind aber nicht für alles verantwortlich! Wenn Sie das wirklich einsehen, finden Sie die Freiheit, auf sich selbst zu achten und sich selbst ernst zu nehmen. Und zwar ernster als das Bild, das Sie gerne vermitteln würden.

Das gilt auch für die Schönheit. Immer mehr Frauen verlieren den Bezug zu ihrem Aussehen und halten sich für zu-dick-zu-alt-zu-häßlich. Daraus folgt, daß Sie erstens weniger Lust auf Sex haben, und zweitens im Bett völlig verkrampft sind und sich gebärden, als ginge es um einen Schönheitswettbewerb. Konkurrenz: Die Schönen aus Film, Fernsehen und Hochglanzmagazinen. Vergessen Sie dabei nicht: Die haben Visagisten, Operateure und Graphiker zur Hand, Sie nicht! Machen Sie sich also locker, und noch einmal: Gestehen Sie sich Wünsche ein. Auch und vor allem die Wünsche, die vielleicht nicht mit denen des Partners harmonieren. Und zwar nicht nur die sexuellen.

Eine Partnerschaft besteht nicht nur aus Kooperation. Sie besteht auch aus Abgrenzung. Zwischen diesen beiden Polen entstehen natürlich Konflikte. Doch wenn Sie die Abgrenzung zugunsten der Kooperation komplett kippen, dann leben Sie in sexloser Harmonie, wie Brüderchen und Schwesterchen. Das sieht nach außen hin gut aus, fühlt sich nach innen aber schlecht an. Also: Reden Sie über sich und Ihre Wünsche, und streiten Sie auch ruhig mal miteinander!

Getrennte Schlafzimmer

Einen Weg aus der Harmoniefalle bieten zwei getrennte Schlafzimmer. Wenn Sie sonst schon alles zusammen machen, schaffen Sie sich wenigstens einen Raum für sich, und warum sollte das nicht Ihr eigenes Schlafzimmer sein? Ein Beziehungsalltagsbett, das jede Menge Krümel und Kinderrotz, Dreckwäsche und Erkältungssalben, Lesemarathons und Steuergespräche erlebt hat, ist nicht immer ein wirklich sexy Ort. Haben Sie getrennte Schlafzimmer, können Sie das Spiel um Verführung und Verweigerung ganz neu inszenieren. Sollte das aus Platzgründen nicht funktionieren, dann überlegen Sie doch mal, ob Sie Ihr Schlafzimmer nicht wenigstens in einen einigermaßen erotischen Ort verwandeln können. Im Schlafzimmer nämlich wird oft all der Krempel verstaut, den man in den öffentlichen Räumen nicht zeigen will: Wäscheständer, Hometrainer, Bügelbrett und ähnliches. Hand aufs Herz: Ist das antörnend? Eher nicht. Das Schlafzimmer ist ein Ort, dem Sie genausoviel Bedeutung beimessen sollten wie dem repräsentativen Rest Ihrer Wohnung. In ihm demonstrieren Sie zwar niemandem Ihren Geschmack, Ihre Bildung oder Ihr Geld, aber hier zeigen Sie, was Ihnen Intimität bedeutet und wert ist. Daher: Raus mit dem ganzen Zeug, und Platz gemacht für Kerzen, Spiegel, Bilder oder was Sie eben gerne um Ihr Bett herum hätten.

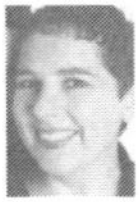

Apropos Bett: Lassen Sie mich an dieser Stelle das Wort an die geplagten Eltern unter Ihnen richten: Gewöhnen Sie Ihr Kind so schnell wie möglich an das eigene Bettchen.

Am Anfang mag das Baby im Ehebett ja noch niedlich sein, aber es gibt auf Dauer nichts Nervigeres und Beziehungstötenderes als so ein süßes kleines Wesen, das Ihnen schnarchend und um sich tretend die Nächte versaut. Natürlich ist es einfacher, das Kind nachts zu stillen, wenn es direkt daneben liegt, aber glauben Sie mir: Es gibt Familien, deren Kinder in die Schule gehen und immer noch des Nächtens zu den Eltern ins Bett krabbeln. Niedlich, nicht? Sicher kann es anfangs auch der besseren Kontrolle wegen sinnvoll sein, ein Baby im Schlafzimmer unterzubringen. Ein guter Kompromiß ist ein Kinderbettchen mit Rollen, das ohne großen Aufwand einfach aus dem Schlafzimmer herausgeschoben werden kann. Denn: Sex und Kinder passen nur ein einziges Mal zusammen!

Achten Sie außerdem wenn möglich darauf, das Kinderzimmer nicht direkt neben dem Schlafzimmer zu plazieren, es sei denn, Sie möchten in Zukunft lieber ins Kissen beißen, anstatt laute ▸ Lustschreie auszustoßen, wenn's am schönsten ist. Schließen Sie ruhig das Schlafzimmer ab, wenn Sie was miteinander vorhaben. Das trägt sehr zur allgemein entspannten Lage bei. Eine Freundin erzählte mir, daß sie kurz vor ihrem Orgasmus jäh aus der Ekstase gerissen wurde durch ein patschendes Geräusch auf dem Boden direkt neben dem Kopfende. Als sie die Augen öffnete und den Kopf drehte, bemerkte sie ihre fünf Jahre alte Tochter, die neben dem Bett stand und abwartend mit dem nackten Füßchen auf den Boden klopfte, damit die Mutter sie bemerkte. Dann sagte die Kleine: »Das ist ja eklig, was ihr da macht!«, und trollte sich ab ins Kinderzimmer. Wer das nicht erleben möchte, sollte meine Ratschläge besser befolgen!

Nehmen Sie Beziehungsurlaub

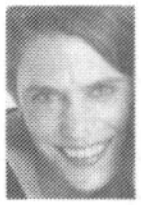

Geben Sie sich jeder eine Woche im Jahr Beziehungs- oder Eheurlaub. Fahren Sie alleine oder mit Freunden weg, aber auf jeden Fall: Trennen Sie sich mal. Lassen Sie den anderen wieder fremd werden. Erotik bedeutet Grenzüberschreitung; wie soll Erotik zustande kommen, wenn es zwischen Ihnen keine Grenzen mehr gibt?

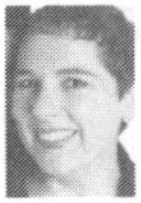

Moment, Moment, da muß ich mich noch mal einmischen: Dieser Tip ist nämlich nur etwas für Paare, bei denen soweit alles in Butter ist und die sich blind vertrauen. Der Beziehungsurlaub darf auch nicht der einzige Urlaub für beide im Jahr sein, vor allem wenn der Resturlaub mit den Kindern verplant ist. Zusammen wegzufahren ist schließlich für viele das Jahres-Highlight schlechthin, und wenn man sich wieder näherkommen möchte, ist gemeinsame Zeit unabdingbar, Tapetenwechsel, gutes Wetter, original italienisches Eis, Sonne, Meer und braune Haut, die nach Salz schmeckt, wenn man drüberleckt…

Distanz dagegen ist vor allem dann angesagt, wenn die Vertrautheit dazu führt, daß man sich nicht mehr aufregend findet.

Eine meiner muslimischen Kundinnen erklärte mir mal, wie ihr Mann und sie es schaffen, die Spannung in der Beziehung zu erhalten: Sie haben ausschließlich samstags Sex, und das ist beiden klar. So können sie sich die ganze Woche darauf freuen, sich schöne Dinge ausdenken, und der Samstag wird von beiden herbeigesehnt und als besonderer Tag zelebriert. Sie gehen ins Kino oder Theater, danach gemeinsam essen, und anschließend machen sie es sich so richtig schön miteinander. Sie sagte, in der islamischen Welt sei das ein weitverbreiteter Trick, der zu funktionieren scheint. Einleuchtend, oder?

Konzentrieren Sie sich auf sich!

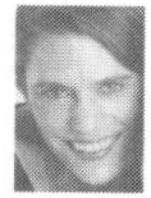

Eine Freundin von mir rät allen Frauen, die wenig Lust auf Sex haben: »Laß mal das Höschen weg!« Einen Tag ohne Unterwäsche herumzulaufen und sich dabei verrucht und gefährlich vorzukommen, kurbelt die eigene Phantasie ungemein an. Und um die geht es: um die eigene Phantasie, die eigene Erotik, die eigene Lust. Die müssen Sie immer wieder neu finden, denn das sind sensible Kandidaten. Locken Sie sie! Vielleicht entdecken Sie dabei noch andere Tricks – Ihre Freundinnen werden sich darüber freuen!

Falls das alles nichts nützt, Sie sich aber nicht damit abfinden wollen, daß Sex bei Ihnen keine Rolle mehr spielt, Sie sich aber auch nicht trennen wollen, weil Sie bei aller Lustlosigkeit noch Liebe füreinander empfinden, dann sollten Sie über eine Paartherapie nachdenken. Die Paare, die eine solche Therapie gemacht haben, erzählen oft, daß sich ihr Liebesleben im Zuge dieser Therapie verbessert hat, weil Verletzungen zur Sprache kommen und geklärt werden, die die Nähe im Bett unmöglich machen.

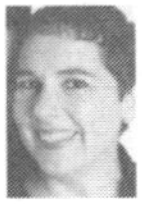

Von nichts kommt nichts

Gar nicht schlecht, Frau Fischer, und besonders gut gefällt mir der Hinweis, daß man aufpassen muß, nicht den Kontakt zu sich selbst und seiner eigenen Sexualität zu verlieren, denn wenn bei einem selbst nichts geht, wird auch nichts mit dem Partner laufen. Das Interessante am Sex ist – und da werden Sie sich vielleicht an frühere wilde Zeiten erinnern –: Je mehr Sex man hat, desto geiler wird man. Und leider ist es im Umkehrschluß so, daß die Lust völlig flöten geht, wenn man komplett sexlos lebt.

Nur ich und ich

Mit Sex meine ich natürlich nicht nur den Sex mit dem Partner, nein, auch das gemütliche Tête-à-tête mit sich selbst. ▸ Masturbation sollte in keiner Partnerschaft unter den Tisch gekehrt werden. Männer holen sich, ob Beziehung oder nicht, öfter auf die Schnelle einen runter, aber Frauen brauchen eben auch mit sich allein mehr Zeit. Zeitmangel sollte Sie nicht von erotischen Spielchen mit sich selbst abhalten. Schnell geht's zum Beispiel mit einem Vibrator … Ja, ich weiß, immer wieder ein Vibrator, aber wußten Sie denn, daß es ganz starke, extrem leise und sogar richtig schöne Exemplare gibt, die immer dann da sind, wenn man sie braucht? Der ▸»Eroscillator« garantiert wunderbare Orgasmen, die ▸»Zigarre« ist ein schickes Utensil für jede Handtasche, ähnlich wie der »Pocket Rocket«. Dieser Vibrator sieht so aus wie ein Lippenstift und eignet sich hervorragend für unterwegs. Und haben Sie eigentlich schon mal etwas von ▸Japanischen Tanzhosen gehört?

Onanie hat übrigens den ganz großen Vorteil, daß man dabei Phantasien entwickelt. Und die sind ein Wegweiser für das, was einem Lust bereitet und Spaß macht. Onanie ist das Fenster zu den eigenen verborgenen Wünschen, die man sich nur erlaubt, wenn man ganz allein mit sich ist. Warum eigentlich? Da sind wir schon wieder bei den Wünschen. Machen Sie es sich selbst, und nehmen Sie die Phantasien, die Sie dabei entwickeln, ernst. Wenn Sie sie dann zu zweit ausleben, wird der Sex garantiert viel spannender!

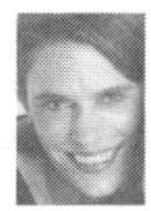

Darf ich mich an dieser Stelle noch mal kurz einmischen? Sexualforscher sprechen davon, daß Masturbation in den letzten zwei Jahrzehnten ein neues Gewicht und eine neue Bedeutung bekommen hat. »Phantasiekonsum« (dieses ebenfalls ausnehmend schöne Wort verwendet der Sexualforscher Gunter Schmidt) und das Zelebrieren der Phantasie sind mittlerweile ein wichtiger Bereich des Sexuellen geworden, aber nicht als Ersatz für die Realität, sondern als etwas eigenes. Sexualität und Erotik, die in die Phantasie ausgelagert werden, führen dort ein eigenes buntes Leben jenseits der Partnerschaft. Ist ja auch kein Wunder: Da gemeinsame Sexualität eine so aufwendige und verhandlungsintensive Angelegenheit geworden ist, bedeutet Onanie eine angenehme Möglichkeit selbstbestimmter, frei verfügbarer und vor allem erholsamer Sexualität.

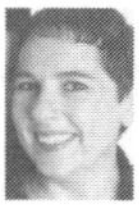

Ich mach's mir – du machst's dir

Jenseits der Partnerschaft, einverstanden, Frau Fischer, aber erlauben Sie mir hier mal eine ganz verwegene Frage an unsere Leser: Haben Sie eigentlich schon mal gemeinsam onaniert? Ich meine, voreinander? Das ist für viele eine große Überwindung, lohnt sich aber. Schließlich sehen Sie live und in Farbe, wie der Partner es sich selbst macht, das heißt, wie er es am liebsten mag. Schnell, langsam, hart, sanft? Schauen Sie sich alles ab. Dann können Sie sich gegenseitig in den siebten Himmel katapultieren … Besonders spannend ist es – und da kommt man schon ein bißchen in die ▸Tantra-Ecke –, wenn keiner kommen darf: Zumindest nicht heute, dafür aber morgen, und zwar am besten gleichzeitig, denn das geht sehr viel besser als beim gemeinsamen Koitieren …

Am übernächsten Tag dürfen Sie es sich dann gegenseitig machen, Sie glauben gar nicht, wieviel Spaß Sie dabei haben werden. Erst nach sieben Tagen dürfen Sie sich dann noch näher kommen – wenn Sie wollen.

Dirty talk II

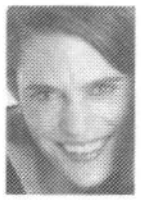

Übrigens ist gemeinsame Onanie etwas, bei dem Dirty talk äußerst gut ankommt. Allerdings sind Frauen darin meistens besser als Männer, weil sie die besseren Geschichtenerzählerinnen sind, zumindest wenn es um Pornographie geht. Da sind viele Männer doch eher schlicht gestrickt. Lassen Sie es ihn also sich selbst machen, schauen Sie ihm dabei zu und erzählen Sie ihm währenddessen eine pornographische Phantasie, und zwar so richtig genüßlich und ausführlich. Sie kolonialisieren damit sein Hirn, das ist ungeheuer erotisch für Sie, und für ihn ist es wie ein Porno im Kopf. Und Männer brauchen im allgemeinen nun mal eher Vorlagen…

Tantra-Sex

Frau Maravolo hat gerade das Wort »Tantra« in den Raum geworfen, dazu möchte ich auch noch etwas sagen. Tantra wird oftmals als reine Sexualpraktik begriffen, die interessante technische Details bietet, doch es ist in seinem Ursprung eine spirituelle Praxis.

Bei Tantra geht es um eine kosmische Energie, die in zwei Liebenden zum Fließen kommen kann. Man muß daran nicht glauben, doch um der eigenen Lustlosigkeit oder der des Partners auf die Schliche zu kommen, kann die Art, wie Sexualität bei Tantra betrachtet wird, nützlich sein. Die Spaltung von Sex und Herz wird dort nämlich abgelehnt. Lust wird als Wegweiser für das innere Wachstum begriffen. Im Grunde genommen ist das ein sehr psychologischer Ansatz: Hinter dem Wunsch nach Liebe oder Sex liegen demnach meist tiefe Verletzungen, die in dem Moment spürbar werden, in dem der Wunsch nicht erfüllt wird. Die Verliebtheitsphase hat diese Wünsche nach Verschmelzung und totaler Harmonie wieder greifbar werden lassen, sie hat alte Sehnsüchte mobilisiert und diese zeitweise sogar verwirklicht. Die Wünsche liegen also frei – erfahren sie im Laufe der Beziehung nun eine Ablehnung, brechen auch die alten Verletzungen wieder hervor. Diese werden natürlich auch im Bett spürbar, denn Sex und Herz, Liebe und Lust sind bei Tantra eben nicht zu trennen. Es gibt übrigens auch Paartherapeuten, die davon ausgehen, daß die größten Konflikte innerhalb der Beziehung auf die größten Konflikte der Partner selbst hindeuten. Wenn man das annimmt, dann kann man seine Krisen tatsächlich als Chancen verstehen. Das nimmt ihnen zwar nichts von ihrem Schmerz, macht sie allerdings weniger destruktiv.

Zurück zur tantrischen Liebes- und Lebenslehre:

Um im Bett wieder zueinanderzufinden, müssen die Partner sich auf die Suche nach ihren eigenen Verletzungen machen, auf die Suche nach ihren Wünschen, Sehnsüchten und Hoffnungen, außerdem müssen sie lernen, daß diese Wünsche nicht vollständig vom Partner befriedigt werden können. Wer lernt, gut für sich selbst zu sorgen, statt diese Versorgung vom Partner zu erwarten, kann sich wieder offen dem anderen zuwenden, kann mit ihm statt gegen ihn kommunizieren. Dieser Prozeß ist langwierig und schmerzhaft, doch in der tantrischen Liebes- und Lebenslehre gilt die gleiche Überzeugung, die schon der Psychologe C. G. Jung formuliert hat: »Es gibt keine Bewußtwerdung ohne Schmerz.«

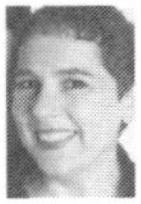

Aber Frau Fischer, jetzt machen Sie den Leuten mal keine Angst, Tantra sollte doch nicht auch noch in Streß ausarten. Ganz im Gegensatz zum ▸Kamasutra, wo man erst ein Sportstudium abgeschlossen haben muß und tägliches Fitneßtraining oberstes Gebot ist, um diese Verrenkungen zu bewerkstelligen. Wenn Sie mich fragen, ist dieser Stellungsmarathon völlig überholt und nicht unbedingt zum Nachmachen geeignet. Das Tolle am ▸Tantra ist doch, daß der Weg dabei das Ziel ist und der Geschlechtsakt mal nicht im Mittelpunkt steht.

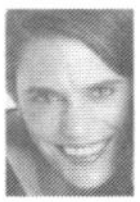

Da haben Sie vollkommen recht, Frau Maravolo, der Weg ist das Ziel, diese Maxime ist das Schöne am Tantra-Sex, aber einen Einwurf habe ich trotzdem: Immer reden Sie von Streß, wenn die Sache mal ein wenig komplizierter wird. Beziehungen sind aber kompliziert. Zwei unterschiedliche Menschen mit zwei unterschiedlichen Geschichten, mit unterschiedlichen Wünschen, Hoffnungen, Phantasien, Ängsten, Hemmungen treffen aufeinander und richten sich eine gemeinsame Welt ein. Das ist ein Abenteuer, und wie jedes echte Abenteuer ist es nicht ohne Gefahren zu haben. Man verletzt und wird verletzt, man enttäuscht und wird enttäuscht, man wünscht sich Nähe und erlebt Distanz, man will Freiheit und wird eingeengt – all diese Dinge gehören dazu zu der Wärme, Geborgenheit, Vertrautheit und Unterstützung, die man in einer Beziehung bekommt und gibt. Die schönsten Rosen haben die spitzesten Dornen, so ist das nun mal im Leben. Und deshalb ist die Sache mit dem Sex nicht einfach technisch zu lösen.

Klar, ein Schaumbad tut immer gut, Reden schadet nie, und sexuelle Offenheit und Neugierde sind überhaupt die Voraussetzung für Spaß im Bett. Aber was tun, wenn man sich schämt, seine Wünsche zu äußern? Was tun, wenn man ganz tief innen doch nicht davon überzeugt ist, Spaß haben zu dürfen?

Wenn man sich selbst nichts gönnt

Haben wir schon mal über Schuldgefühle geredet, Frau Maravolo? Schuldgefühle sind nach Ansicht vieler Psychologen Beziehungskiller Nummer eins. Die Überzeugung, es dürfe einem gar nicht gutgehen, man dürfe sich nicht nehmen, was man möchte, der Partner gehe immer vor. Wie geht man damit um, Frau Maravolo? Ein Schaumbad kann da sogar ein ganz guter Anfang sein, aber nur, wenn man kapiert, daß es darum geht, sich selbst und seine eigenen Bedürfnisse ernst zu nehmen. Wie aber reagiert der Partner, wenn man gemütlich schaumbadet, statt ihm die Fernbedienung anzureichen? Möglicherweise ruft er nicht dreimal laut Jippie. Möglicherweise wird er sauer. Möglicherweise muß man das dann aushalten. Möglicherweise muß man Grenzen ziehen, die dem anderen weh tun, und zwar sehenden Auges. Möglicherweise muß man Streit und Auseinandersetzung riskieren. Da sind wir wieder bei dem Wunsch nach Harmonie und seinen Folgen. All das ist kompliziert, finde ich. All das kann einem angst machen. Aber so ist das mit Abenteuern: Wer die Prinzessin aus dem Turm befreien will, muß über glühende Lava und an feuerspuckenden Drachen vorbei. Helden können das. Also: Warum Sie nicht auch? Es braucht dazu nicht mehr als ein wenig Selbstvertrauen, Mut und – na ja: vielleicht eine Glückshaut? Und dann befreien Sie die Lustprinzessin aus ihrem dunklen Turm …

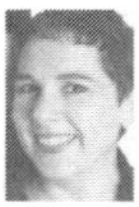

Okay, okay, Frau Fischer, ich weiß ja selbst, daß es nicht so einfach ist. Ich wollte nur niemandem den Mut nehmen, wenn wir mit grabestiefer Stimme von inneren Verletzungen, Bewußtwerdung durch Schmerz und dergleichen reden. Aber nun gut, dann zeigen wir den Leuten doch mal, wie sie ihr Glück selbst in die Hand nehmen können, damit nichts mehr schiefgehen kann.

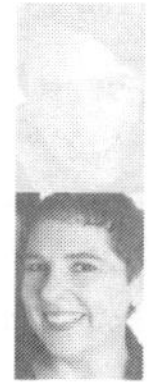

DER PENETRATIONSMYTHOS

Sex wird hauptsächlich als Penetration verstanden. Daher ist es oft so, daß Frauen beim Sex zu kurz kommen, weil sie einen völlig anderen Rhythmus haben als der Mann. Und weil Männer ihren Schwanz so wichtig nehmen. Darum ist es an der Zeit zu sagen, daß es nur wenige Frauen gibt, die tatsächlich auf Penetration stehen. Viele machen dabei nur mit, um ihrem Mann einen Gefallen zu tun (Ausnahmen bestätigen die Regel!).

Tantra ist für diese Frauen natürlich ein Segen, denn so ist es immerhin möglich, daß sie auch mal auf ihre Kosten kommen. Kaum zu glauben, daß es vielen Frauen so geht wie der Kundin, die kürzlich von ihrem Frauenarzt zu mir geschickt wurde, um einen Vibrator zu kaufen. Diese Dame (ca. siebzigjährig) erzählte mir, daß ihr Gatte vor drei Jahren verstorben sei und sie sich auf dem Sterbebett mit den Worten von ihm verabschiedet hätte: Na, vielleicht klappt es ja sexuell bei uns im nächsten Leben, schließlich hat doch sonst alles so gut gepaßt.

Tolle Vorstellung, nicht wahr, Frau Fischer? Bei solchen Geschichten kommen mir die Tränen, weil ich weiß, daß diese Kundin kein Einzelfall ist. Ich bin gespannt, was sie nach ihrem Vibratorkauf zu berichten hat – bestimmt erzählt sie mir von ihrem ersten ▸ Orgasmus – mit siebzig! Zumindest hat diese Dame ihrem Gatten nie einen Orgasmus vorgetäuscht – sagt sie.

Die Orgasmuslüge

Sie sehen, liebe Männer, vielen Frauen fällt es wirklich schwer, so ganz auf die Schnelle einen Orgasmus aus dem Ärmel zu schütteln. Nicht nur, daß zunächst einmal ihr Gehirn irgendwie auf Sex gepolt werden muß, danach geht der technische Marathon los: stundenlanges Rumgefummel an präzise definierten Stellen und Punkten, und wehe, man vertut sich oder rutscht ab, schon kann es wieder von vorne losgehen.

Unter diesen Umständen ist es nur verständlich, daß diese Frauen einfach so tun als ob, um ihren Partnern keinen Streß zu bereiten oder weil sie sich vielleicht nicht anders zu helfen wissen. Sie möchten nun mal nicht als problematische Liebhaberin, sondern eher als wilde Sexgöttin gesehen werden. Was sie davon haben, fragen Sie sich? Na ja, erstens einen guten Ruf und zweitens ihre Ruhe, sonst allerdings nichts. Ich kenne keine Frau, und sei sie auch noch so selbstbewußt, die noch keinen Orgasmus vorgetäuscht hätte. (Studien der Berliner Charité belegen: Neunzig Prozent aller Frauen haben schon mal einen Orgasmus vorgespielt.) Das Problem an dieser Theaterspielerei ist allerdings die Schwierigkeit, aus der selbstauferlegten Rolle wieder herauszukommen. Welchen Mann würde es nicht verwirren, wenn seine Liebste nicht mehr wie bislang schon nach zehn Minuten wildem Gerödel lautstark zum Orgasmus kommt, sondern plötzlich erst nach fünfundvierzig Minuten sanfter Klitorismassage? Und so spielt sie vielleicht heute noch und hatte, außer vielleicht (hoffentlich) mit sich selbst, nie oder nur zufällig einen Orgasmus.

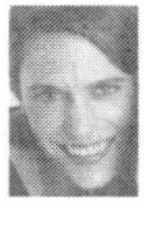

Vielleicht ist es aber auch so, daß der Orgasmus viel zu wichtig genommen wird. Sexualforscher sprechen bereits von »Orgasmuszentriertheit«. Rasante These, ich weiß, ich will auch gar nicht dafür plädieren, den Orgasmus komplett zu vernachlässigen, dazu fühlt er sich viel zu gut an. Aber man kann doch auch schönen, nahen, zärtlichen, liebevollen, wilden oder was-weiß-ich-für Sex haben, ohne zu kommen. Manchmal geht es eben nicht, weiß der Henker, warum. Ein Orgasmus kann auch nach einer fünfundvierzigminütigen Klitorismassage ausbleiben. Das ist dann halt so. Und wenn das so ist, dann sorgt das meist für hitzigen Diskussionsstoff im Bett. Schließlich wollen moderne Männer gute Liebhaber sein, wogegen prinzipiell ja erst mal nichts einzuwenden ist. Allerdings führt das manchmal dazu, daß sie sich persönlich getroffen fühlen, wenn sie die Frau, mit der sie gerade befaßt sind, nicht befriedigen können. Die muß dann entnervt erklären, daß der Sex trotzdem schön war, daß der Mann absolut nichts falsch gemacht hat, daß er nicht versagt hat, daß sie nicht versagt hat, daß es eben einfach heute mal so ist. Weil diese Diskussion anstrengend und oft auch peinlich ist, spielt sie natürlich lieber einen Orgasmus vor. Dieses Orgasmustheater signalisiert nichts weiter als: Du kannst aufhören! und ist sozusagen das gestöhnte Stoppschild. Ein solches Stoppschild wäre völlig überflüssig, würde man akzeptieren, daß es manchmal eben nicht funktioniert. Bei Männern gibt es das übrigens auch. Die Frau macht alles richtig, und er kommt trotzdem nicht. Auch damit sollte man entspannt umgehen, finde ich. Der Weg ist das Ziel, das hatten wir doch schon.

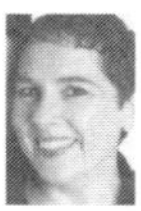

Meine Rede, Frau Fischer! Trotzdem kommt es vor, daß die Frau einfach nicht auf ihre Kosten kommt – phantasielos rammelnde Männer soll es ja immer noch geben, trotz Sextips an allen Ecken. Fragen Sie sich daher dennoch mal, liebe Männer, warum sich Ihre Frau völlig zurückgezogen hat und Sex für das unwichtigste auf der Welt hält. Betrachten Sie diesen Zustand als Chance, neu aufeinander zuzugehen, schließlich müssen Sie sich gewissermaßen tatsächlich neu kennenlernen. Denken Sie dabei immer an meine Kundin mit dem offenen Höschen, die erst nach mehr als zwanzig Ehejahren ihre Freude am Sex mit ihrem Gatten entdeckt hat, späte Annäherung ist also tatsächlich möglich.

Wenn's körperliche Schmerzen sind

Schwieriger wird es allerdings, wenn die Frau sich so sehr verkrampft, daß gar nichts geht. Dieses weitverbreitete Phänomen nennt sich »Vaginismus« und hat ganz unterschiedliche Gründe. Oft ist es die Angst vor Schmerzen oder ein übertriebenes Schamgefühl, mitunter stecken auch schlechte Erlebnisse dahinter. Vaginismus wirkt sich so aus, daß noch nicht mal ein Finger in die Dame eingeführt werden kann, und da hilft kein gutes Zureden! Auf Dauer kann das zu einem echten Problem in einer Beziehung führen, unter dem beide Partner gleichermaßen leiden.

Versuchen Sie, ein gutes Gleitmittel zu verwenden, und vor allem: Gehen Sie ganz behutsam vor, und muten Sie sich nicht zuviel zu. Selbstbefriedigung ist oft hilfreich, mit den

Händen und einem weichen, möglichst kleinen Silikonvibrator, damit die Frau ein positives Gefühl für ihren eigenen Körper bekommt und Sex überhaupt mit einem angenehmen Lustgefühl verbinden kann.

Klagt die Frau beim Sex über anderweitige Schmerzen und zieht sich deshalb immer mehr zurück, sollte auf alle Fälle der Arzt zu Rate gezogen werden – nicht selten sind Pilze oder vaginale Infektionen die Übeltäter!

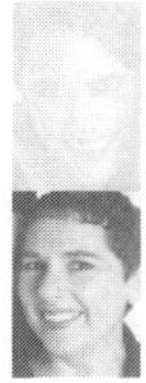

WER HAT DIE MACHT?

Natürlich gehören immer zwei dazu, aber in den meisten sexuellen Beziehungen hat immer einer die Macht und traut sich mehr, der andere hat das Nachsehen. Meistens sind es die Frauen, denen es einfach nicht gelingt, ihre Wünsche klar zu äußern. Ob wir das nun gut finden oder nicht, ändert nichts an dieser Tatsache. Ein Grund dafür mag sein, daß Frauen bindungsorientierter und dadurch prinzipiell harmoniebedürftiger sind. Wir haben es nun oft genug gesagt: Trauen Sie sich! Sagen Sie, was Sie wollen. Sie haben ein Recht darauf. Und Männer lieben hemmungslose Frauen.

Allerdings habe ich auch die Erfahrung gemacht, daß Frauen prinzipiell ein schwieriges Verhältnis zu Macht haben. Oft wollen sie sie weder ergreifen noch erdulden. Alles soll immer ganz lieb sein. Ich kenne zum Beispiel Frauen, die deshalb nur ungern einen ▸ Quickie hinlegen oder ihren Männern nur ungern einen blasen. Sie halten das für erniedrigend und fühlen sich degradiert oder benutzt. Sex ist aber gerade ein Spiel um Macht und Ohnmacht. Guter Sex hat immer etwas mit Macht zu tun. Und mit Ohnmacht. Denn wenn wir spielen, nehmen wir Rollen ein. Mal sind wir stark, mal schwach, mal dominant, mal devot, mal besorgen wir es jemandem, mal lassen wir es uns besorgen, mal treiben wir jemanden mit unseren Händen und unserer Zunge in die Ekstase, mal werden wir in die Ekstase getrieben. Es ist ganz einfach: Mal herrschen wir, mal geben wir uns hin.

Natürlich hat ein Blowjob etwas mit Macht zu tun. Wenn eine Frau einem Mann einen bläst, ist sie ihm zu Diensten. Sie macht etwas, was ihm gefällt. Aber sie erniedrigt sich dabei nicht. Sie lebt nur eine von vielen möglichen Phantasien aus. Genau darum geht es bei gutem Sex: um das lustvolle Spiel mit den eigenen Phantasien, und die inszenieren wir nun mal mit unserem Körper.

Bleiben wir beim Blowjob. Auch ein Blowjob ist ein Wechselspiel: Zwar »dient« die Frau dem Mann, indem sie ihm einen bläst, gleichzeitig hat sie in diesem Moment aber auch ungeheuer viel Macht über ihn. Sie kann bestimmen, in welchem Tempo sie ihn weichkocht. Wie neugierig sie ihn macht. Wie wehrlos. Wie sehr sie ihn um mehr betteln läßt. Er ist das Instrument, auf dem sie spielt, und wenn sie Lust dazu hat, bestimmt sie das Stück.

Nicht zu vergessen ist außerdem: Sie hat sein liebstes Stück nicht nur in der Hand, sondern zwischen den Zähnen. Natürlich macht das einem Mann angst. In dem Moment, in dem er zuläßt, daß sie seinen Schwanz in den Mund nimmt, liefert er sich der Frau aus.

Es hat also nicht einfach einer die Macht und der andere nicht, zumal der Penis für den Mann eine so bedeutende Rolle spielt, daß eine Frau, die diesen lustvoll in den Mund nimmt, dem Mann das Gefühl vermittelt, willkommen zu sein, angenommen zu werden. Und auch darum geht es beim Sex. Nur wer sich wohl fühlt, wer sich begehrenswert fühlt unter dem Blick, den Händen, den Lippen, der Zunge seines Partners, nur der wird sich vollständig hingeben können.

An dieser Stelle noch einmal der Appell an die Herren: Helfen Sie auf keinen Fall mit einer Hand auf dem Hinterkopf Ihrer Dame nach, um die Tiefe des Eindringens zu manipulieren. Nicht selten nimmt das den Frauen die Lust an der Sache, weil sie das Gefühl haben, keine Luft mehr zu bekommen, oder oft nur schwer schaffen, den Würgereiz zu unterdrücken. Also, überlassen Sie unbedingt der Frau die Regie!

Für viele Frauen ist es außerdem schrecklich erniedrigend, wenn Sie ihnen ins Gesicht spritzen. Sie fühlen sich dann wie eine miese Darstellerin in einem schlechten Porno. Und auch wenn Sperma angeblich gut für die Haut sein soll, ziehen die meisten Damen eine Feuchtigkeitsmaske vor. Ich weiß, Männer lieben es, ihrem eigenen Sperma hinterherzuschauen, aber das macht doch nur halb soviel Spaß, wenn Sie mit dieser Vorliebe ganz allein dastehen. Klären Sie also ein für allemal ab, was Ihre Frau davon hält.

Wer wann wie die Macht im Bett hat, ist also eine ziemlich komplizierte Angelegenheit. Doch alles, was freiwillig passiert, hat nichts mit brutaler Unterwerfung oder Unterdrückung zu tun – es ist ein Spiel. Wir Frauen tun uns allerdings manchmal schwerer, das Spiel als solches zu begreifen.

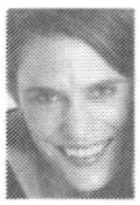

Frau Maravolo, da haben Sie wieder mal vollkommen recht. Allerdings möchte ich noch etwas Grundsätzliches hinzufügen: Die Machtverteilung im Bett ist nicht unabhängig von der Machtverteilung in der Beziehung. Das macht die Sache noch komplizierter, denn jede Beziehung zeichnet sich durch eine Machtbalance aus, die ständig neu ausgehandelt werden muß. Zwar fordern idealistische Vorstellungen, daß einem in der Liebe das Glück und Wohl des anderen wichtiger sein müßte als das eigene. Oder daß das, was man sich für sich selbst wünscht, mit dem, was der Partner wünscht, zusammenfallen müßte. Rivalität, Konkurrenz und Wettstreit sollen in der Liebe nicht vorkommen. Liebe, so die idealistische Vorstellung, rechnet nicht, mißt nicht, wägt nicht, sondern ist großmütig und ungeteilt. Daß das im Alltag anders ist, wird gerne verdrängt und geleugnet. Doch es ist eben so: In der Realität kommt es immer wieder zu Interessenskonflikten. Der eine will Strandurlaub in Spanien, der andere Wandern in den Alpen. Der eine möchte seinen Traumjob in einer weit entfernten Stadt annehmen, der andere kann die Vorstellung einer Fernbeziehung nicht ertragen. Der eine will Kinder, der andere nicht.

Faire und gleichberechtigte Auseinandersetzungen um solche Konflikte sind langwierig und kompliziert. Manche Konflikte sind auch nicht zu lösen, deshalb versucht man sie oft aus dem Weg zu räumen mit dem Argument: »Wenn du mich wirklich liebst, dann müßtest du doch … dann würdest du doch …« Entspricht der andere den Forderungen dennoch nicht, gilt er als lieblos und egoistisch.

Ist Liebe altruistisch oder egoistisch? Die Frage ist so falsch gestellt. Viele Paartherapeuten verstehen eine Liebesbeziehung als gemeinsame Selbstverwirklichung. Die Liebe zwischen Liebespartnern ist demnach nicht bedingungslos. Sie ist aber auch nicht rücksichtslos und egoistisch. Sie ist ein Aushandeln zwischen eigener Persönlichkeitsentwicklung und der des Partners. Das ist oft verdammt schwer. Doch nichts ist verlustreicher als ein Sieg über den Partner.

Wer einfach Machtstrategien einsetzt, um den Partner in dessen Handeln, Denken und Fühlen im eigenen Sinne zu beeinflussen, wird auf Dauer keine glückliche Beziehung führen. Denn wer den anderen unterdrückt, seine Interessen ignoriert und ihn dadurch verletzt, muß damit rechnen, daß sein Partner mit verschiedenen destruktiven Strategien auf diese Frustrationen antwortet: Er kann zum Beispiel resignieren und sich in die innere Emigration zurückziehen. Auseinandersetzungen finden dann gar nicht mehr statt. Langeweile und Einsamkeit sind die Folge. Im Bett wird sich so ein Paar garantiert kaum noch begegnen.

Der Partner kann sich aber auch herausgefordert fühlen, es dem anderen mit gleicher Münze heimzuzahlen. Ein alles lähmender Machtkampf ist die Folge, bei dem die beiden Partner sich wegen jeder Kleinigkeit bis aufs Blut zerfleischen. Solche Paare begegnen sich oft nur noch im Bett – einen spielerischen Umgang mit Macht und Ohnmacht können sie aber kaum inszenieren.

Zwischen den Partnern muß ein Gleichgewicht an Macht und Einfluß gewahrt bleiben. Sonst behindern sie sich gegenseitig, indem sie einander blockieren und abwerten. Wer das mal erlebt hat, weiß: Das ist keine schöne Angelegenheit!

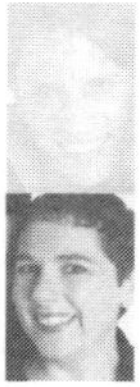

KOMMUNIKATION – DAS SCHWEIGEN DER MÄNNER, DAS REDEN DER FRAUEN

Auseinandersetzungen sind wichtig in einer Beziehung, das ist klar. Sonst kann die Machtbalance nicht gewahrt bleiben. Allerdings ist es dafür vonnöten, miteinander zu reden, Frau Fischer. Und da haben wir doch alle die Erfahrung gemacht: Einfach ist das nicht. Die Kommunikation ist doch generell schon kompliziert zwischen Männern und Frauen. Männer reden meistens ungern, und das geht den Frauen so sehr auf die Nerven, daß sie ihre Partner irgendwann von morgens bis abends mit Vorwürfen überhäufen. Auch eine ziemlich fatale Paardynamik. Wenn Sie den Lesern also schon die Regel mit auf den Weg geben: »Schweigen ist Silber, Reden ist Gold«, sollten Sie ihnen auch verraten, wie sie das anstellen sollen.

Andere Worte, andere Welten

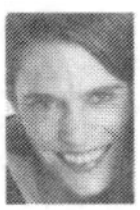

Gerne. Dazu muß ich aber wieder einmal etwas Grundsätzliches vorneweg sagen: Männer und Frauen bewegen sich in unterschiedlichen Welten. Das wußten Sie schon? Ja, aber wissen Sie es jeden Tag? In jeder Auseinandersetzung? Bei jedem Mißverständnis? Viel Streit und Frust ließen sich vermeiden, wenn diese Tatsache Männern und Frauen jede Sekunde ihres gemeinsamen Lebens bewußt wäre.

Die amerikanische Linguistin Deborah Tannen ist mit ihrer Behauptung berühmt geworden, Männer und Frauen sprächen verschiedene »Dialekte«. Diese bilden sich laut Tannen dadurch heraus, daß Jungen und Mädchen in verschiedenen Sprachwelten heranwachsen. Jungen, so die Kurzformel, lernen Konkurrenz, Mädchen lernen Intimität. Männer sind vom Mars, Frauen von der Venus – so hat es in einem Bild der amerikanische Psychologe John Gray ausgedrückt. Die unterschiedliche Herkunft hat gravierende Folgen für die spätere Kommunikation zwischen den Geschlechtern.

Den Studien von Deborah Tannen zufolge sieht ein Mann das Leben demnach vor allem als Wettkampf, bei dem er entweder unter- oder überlegen ist. In der Männerwelt sind Gespräche Verhandlungen, bei denen er die Oberhand gewinnen und behalten will und sich gegen andere verteidigt, die ihn dominieren wollen. Männer führen daher meist asymmetrische Gespräche, die dazu dienen, sich einen guten Platz zu erobern und den eigenen Rang zu behaupten.

Eine Frau sieht das Leben dagegen in erster Linie als ein Netzwerk zwischenmenschlicher Bindungen. In der Frauenwelt sind Gespräche vor allem Verhandlungen über Nähe, bei denen sie Bestätigung und Unterstützung erhalten und geben möchte. Sie will sich davor schützen, von anderen weggestoßen zu werden. Frauen führen deshalb meist symmetrische Gespräche, die dazu dienen, Bindungen zu stiften.

Die Mißverständnisse setzen ein, wenn diese beiden Dialekte »männlich« und »weiblich« aufeinandertreffen. Da die beiden Beteiligten nicht wissen, daß sie zwei verschiedene Sprachen sprechen, übersetzt jedes der beiden Geschlechter die Aussagen des anderen Dialekts in die eigene Sprache. Auf Männer wirken Frauen so schnell unsicher und unterwürfig, weil sie nachfragen, zustimmen und sich entschuldigen. Auf Frauen wirken Männer dagegen oft aggressiv und rücksichtslos, weil sie weniger zuhören, nachfragen oder unterstützend eingreifen.

Im öffentlichen Raum hat das nicht selten zur Folge, daß ein Mann quatscht und quatscht und detailliert, langatmig und kenntnisreich Vorträge über Dinge hält, die eine Frau meistens gar nicht interessieren: nämlich Fakten, Fakten, Fakten. Da dem Mann seine eigene Innenwelt im allgemeinen suspekt ist, hält er sich nun mal gern an die Außenwelt. Die hat Konturen, sein Inneres nicht. Doziert ein Mann nun stundenlang über den Aufstieg und Fall des Unternehmens, von dem die Frau gerade ein neues technisches Gerät erworben hat, dann steht sie meist mit aufmerksamer Miene daneben und heuchelt Interesse. Schließlich will sie ja gemocht werden und traut sich deshalb nicht, den Mann einfach zu unterbrechen. In ihrem Dialekt »weiblich« wäre das nämlich ein grober Fauxpas. Ein klassisches Mißverständnis, denn in seinem Dialekt »männlich« ergreift ein Mann selbstverständlich das Wort und geht davon aus, daß jeder andere – also auch eine Frau – das ebenfalls tut. Ihm kommt gar nicht in den Sinn, daß eine Frau auf Fragen wartet, um selbst etwas zu erzählen. Also fragt er nicht, sie erzählt nichts, er redet weiter über die spannenden Details in der Elektronik eines DVD-Players. Ein Teufelskreis.

Im allgemeinen ist eine Frau nach einer solchen Begegnung sauer auf den unsensiblen Mann. Das ist allerdings ungerecht: Es sind die Kommunikationsmißverständnisse, die solch ein unbefriedigendes Treffen herbeiführen, nicht die (durchaus vorhandenen) Selbstdarstellungstendenzen des Mannes. Es gibt einen einfachen Trick, diesen Teufelskreis zu durchbrechen: Unterbrechen Sie den Mann! Ergreifen Sie selbst das Wort. Warten Sie nicht auf Fragen, erzählen Sie ungefragt. Was bei Frauen ein grober Verstoß gegen die Kommunikationsregeln wäre, nehmen Männer oft nicht nur mit erstaunlicher Gelassenheit hin, sondern geradezu mit Erleichterung: Dann müssen sie nämlich nicht ständig dafür sorgen, daß das Gespräch in Gang bleibt.

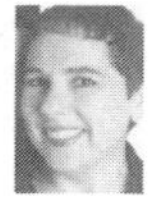

Ist Ihnen eigentlich aufgefallen, Frau Fischer, daß sich dieses Verhalten auch auf das Bett ausweiten läßt? Offensichtlich verhalten sich Männer beim Sex genauso: Sie machen nach ihren Vorstellungen drauflos, und wenn keine Einwände kommen, ziehen sie das Ding eben durch. Durchkreuzt die Frau diese Vorstellungen, indem sie einfach das Spiel in eine andere Richtung lenkt, wird er einfach so weitermachen, wie es ihr gefällt. Und ist am Ende sogar erleichtert, daß sie die Regie übernimmt. Klingt doch plausibel, oder?

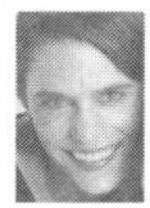

In der Tat, Frau Maravolo. Ich möchte allerdings noch kurz bei den Kommunikationsunterschieden bleiben. Es gibt nämlich einen weiteren bedeutenden Unterschied in der Kommunikation zwischen den Geschlechtern, der vor allem in Beziehungen zum Tragen kommt.

Für den Mann bedeutet Gespräch Information. Das heißt: Wenn er nichts Wichtiges zu sagen hat, schweigt er (zumindest im Privaten). Er hat schließlich sein Leben lang geübt, seine Gedanken und Gefühle zu ignorieren und für sich zu behalten. Wenn er redet, dann entweder, um knappe Informationen auszutauschen, oder, um sich darzustellen, um zu glänzen. Zu Hause hat er das im allgemeinen nicht nötig. Zu Hause kann er hemmungslos schweigen. Das findet er irrsinnig entspannend. Frauen macht genau das wahnsinnig, denn für die Frau bedeutet Gespräch Interaktion. Sie sagt, was ihr durch den Kopf geht, sie teilt sich und ihre Gefühle mit, denn sie hat ihr Leben lang geübt, ihre Innenwelt akribisch wahrzunehmen und ihre Gedanken und Gefühle in privaten Gesprächen mit Menschen, die ihr nahestehen, zu artikulieren. Und die Menschen, denen sie sich am engsten verbunden fühlt, sind nun mal meistens die in ihrem Zuhause. Genau da soll sie aber nicht reden, weil das wiederum den Mann wahnsinnig macht, der sich gerade still entspannt. Natürlich ist da Streß vorprogrammiert.

Man kann die Situation allerdings bereits dadurch entschärfen, daß man um diese unterschiedlichen Dialekte weiß, indem man sich also ständig klarmacht, daß man »männlich« und »weiblich« spricht. Wenn wir die Unterschiede verstehen und akzeptieren, können wir ihnen Rechnung tragen, Kompromisse finden und vom Verhalten des anderen lernen. Das ist zwar nicht ganz einfach, weil uns das Verhalten des jeweils anderen Geschlechts immer wieder total unverständlich vorkommt, aber es geht. Man kann diese Unterschiedlichkeit sogar positiv betrachten: Mann und

Frau wenden unterschiedliche Taktiken an, um mit dem Leben fertig zu werden. Kooperieren die beiden miteinander, erweitern sie ihr Handlungsspektrum.

In der Evolutionsbiologie nennt man das »Leistungsverbesserung«. Beide zusammen können mehr als jeder für sich alleine. Frauen müssen dafür verstehen lernen, daß ein schweigender Mann sich nicht distanziert. Er hat eben nur gerade nichts zu sagen. Wenn er Zeitung liest, heißt das nicht, daß er ihre Anwesenheit nicht genießt. Er hat es nur nicht nötig, sich dessen ständig zu versichern.

Männer dagegen müssen verstehen lernen, daß eine Frau redet, um zu kuscheln, nicht um Informationen auszutauschen. Belauschen Sie als Mann mal zwei Stunden lang irgendwo im Café eine Damenrunde – Sie werden Einblick bekommen in eine fremde und exotische Welt! Die reden und reden und reden über ein Problem, das eine konkret gerade hat und das jede andere irgendwie schon mal gehabt hat, und gehen dann mit befriedigten Mienen auseinander, ohne das Problem auch nur andeutungsweise gelöst zu haben. Für den Mann ist das eine nicht nachvollziehbare Verschwendung von Zeit, für die Frauen ein gelungenes Beisammensein, bei dem durch Symmetrie (jede kennt das Problem) Bindung hergestellt wurde. Also, Männer, noch einmal: Reden Sie mit Ihren Frauen, und hören Sie ihnen zu, dann klappt es auch wieder besser mit dem Sex. »Ohrgasmus«, schon vergessen?

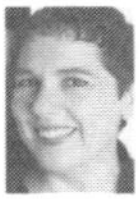

Was Sie da sagen, Frau Fischer, erklärt auch, warum Frauen im Bett öfter Schwierigkeit haben, Asymmetrien herzustellen, obwohl gerade die sehr sexy sein können.

Einen Punkt haben Sie allerdings noch ausgespart bei Ihren Ausführungen zum Thema Kommunikation: den Streit. Und streiten zu können, ist doch verdammt wichtig in einer Paarbeziehung, oder nicht?

Gemeinsam gegeneinander – Streiten will gelernt sein

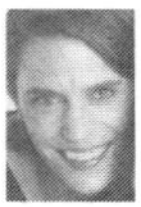

In der Tat. In unserer Kultur ist der Streit allerdings nicht hoch angesehen. Wir betrachten Konflikte so, als ob sie das Gegenteil von Einvernehmen und Gemeinsamkeiten seien. Aber ganz im Gegenteil: Das Austragen von Konflikten ist eine wichtige Möglichkeit, sich auf den anderen einzulassen. Konfliktbereitschaft ist daher durchaus ein Zeichen von Anteilnahme, von Interesse. Außerdem läßt sich Streit in einer Paarbeziehung kaum vermeiden, zu groß ist das Ausmaß an gegenseitiger Abhängigkeit. Wer glaubt, Harmonie sei das

Zeichen für eine gute Beziehung, der irrt: Viele Therapeuten weisen im Gegenteil darauf hin, daß gerade in unsicheren Beziehungen die Partner versuchen, Konflikte zu vermeiden. Dagegen kommt es in Beziehungen, von deren Beständigkeit beide Partner zutiefst überzeugt sind, häufiger zu Auseinandersetzungen. Das ist einleuchtend: In einer solchen funktionierenden und sicheren Beziehung hat keiner Angst, daß der andere geht, wenn es mal knallt. Miteinander streiten ist also sowohl Voraussetzung als auch Anzeichen für eine als sicher empfundene Bindung.

Allerdings gibt es für einen »gelungenen« Streit eine Voraussetzung: die eigene Selbstdarstellung. Jeder der beiden Streitenden muß sich und seinen Standpunkt deutlich machen. Voraussetzung dafür aber ist, daß man seinen eigenen Standpunkt auch ernst nimmt. In einer Gesellschaft, die grundsätzlich von Anspruchsdenken geprägt ist, ist es ein erstaunliches Phänomen, daß viele Menschen der Überzeugung sind, kein Anrecht auf die eigenen Gefühle zu haben. Deshalb nehmen sie sie nicht ernst. Frauen sind da übrigens besonders gefährdet. Sie fragen sich ständig: Darf ich jetzt wütend sein? Ist es richtig, daß ich mich gekränkt fühle? Also schlucken sie ihre Gefühle runter und versuchen, jede Konfrontation zu vermeiden. Auf die Dauer wirkt sich ein solches Verhalten verheerender auf die Beziehung aus als ein von Zeit zu Zeit ausgetragener handfester Streit. Miteinander streiten zu können sehen viele Paartherapeuten deshalb als eine Grundvoraussetzung für eine zufriedene Beziehung an. Im Streit vertreten beide Partner ihre Standpunkte und handeln zwischen den Polen Kooperation und Abgrenzung Kompromisse aus.

Das klingt natürlich einfacher, als es ist. Interessenskonflikte, also auseinanderklaffende Wünsche, werden in fast allen Beziehungen als immenser Streßfaktor empfunden. Meiner ganz persönlichen Theorie nach hat das vor allem zwei Gründe:

Derjenige, der einen Wunsch hat, ist oft der Überzeugung, er habe auch das Recht auf die Verwirklichung dieses Wunsches. Das heißt, wenn er seinen Wunsch äußert, erwartet er bewußt oder unbewußt, daß der Partner ihn erfüllt. Wunschäußerung und Wunschverwirklichung sind aber zwei verschiedene Paar Schuhe. Die eigenen Wünsche ernst zu nehmen, darf nicht bedeuten, vom Partner zu erwarten, daß er diese Wünsche auch erfüllt. Das ist eine äußerst bedeutsame Unterscheidung. Wenn man diese Unterscheidung im Kopf hat, kann man nämlich ohne Vorwürfe und massive Erwartungshaltung Wünsche formulieren. Der andere erhält dadurch die Möglichkeit, entspannter auf die Wunschvorstellungen zu reagieren.

Darin liegt der zweite Grund, warum unterschiedliche Bedürfnisse, Interessen oder Wünsche so oft zu Krach führen: Derjenige, an den ein Wunsch gerichtet wird, denkt in der Regel, er müsse nun alles tun, um diesem Wunsch gerecht zu werden. Will oder kann er das nicht, hat er möglicherweise Schuldgefühle. Er reagiert dann entsprechend aggressiv und ärgert sich über den Partner, der es wagt, dieses Ansinnen an ihn heranzutragen. Allerdings steht nirgends geschrieben, daß alle Wünsche erfüllt werden müssen.

Einerseits sollte man also zu seinen Bedürfnissen und Wünschen stehen, auch wenn man weiß, daß sie mit denen des Partners nicht oder nur schwer zu vereinbaren sind. Andererseits muß man lernen, damit zu leben, daß der Partner die Wünsche zur Kenntnis nimmt und sich dennoch möglicherweise gegen eine Erfüllung entscheidet. Er hat das Recht dazu, denn er ist eine eigenständige Person. Das nicht zu vergessen bedeutet, den Partner zu respektieren. Und gegenseitiger Respekt ist immer noch die Grundvoraussetzung für eine gelingende Beziehung.

Nehmen Sie also Ihre Gefühle und Wünsche ernst, und äußern Sie sie. Machen Sie Ihrem Partner keine Vorwürfe im Sinne von: »Immer machst du…«, sondern sagen Sie, wie Sie die Situation empfinden. Dadurch greifen Sie den anderen weniger an, er wird also nicht gleich seine Armeen zusammenziehen, sondern Ihre Gefühle ebenfalls ernst nehmen und für sich selbst angemessen darauf reagieren können. Allerdings hat dieser Ratschlag einen Haken: Kommunikation unterliegt natürlichen Beschränkungen. Sie können nur das dem anderen mitteilen, was Ihnen bewußt ist. Viele Konflikte in einer Paarbeziehung rühren aber gerade aus unbewußten Wünschen, Bedürfnissen, Hemmungen, Ängsten etc. Vieles, was in Ihrer Beziehung für Streit sorgt oder gar für Krisen, können Sie deshalb gar nicht artikulieren. Kommunikation ist daher nicht das ultimative Allheilmittel, sollte jedoch im Rahmen ihrer Möglichkeiten ernst genommen werden.

Ganz ohne Verletzungen werden Ihre Gespräche dabei allerdings kaum abgehen. Es tut immer weh, wenn der andere einem nicht das zu geben bereit oder in der Lage ist, was man gerne möchte. Die Wahrheit zu sagen, ohne den anderen zu verletzen, wie das in manchen Paarratgebern angeraten wird, ist ein Ding der Unmöglichkeit. Man muß wohl eher lernen, mit diesen Verletzungen und Enttäuschungen zurechtzukommen und sie als normalen Bestandteil der Beziehung zu betrachten. Das ist zugegebenermaßen ziemlich schwer. Aber wenn Sie darauf achten, in Auseinandersetzungen so ehrlich wie möglich zu sein, ohne unter die Gürtellinie zu zielen und unnötig zu verletzen, ist das schon ein großer Schritt zu einem gelungenen Streit, der sich übrigens meistens äußerst belebend auf das Sexleben auswirkt. Wo ließe sich eine Versöhnung auch besser feiern als im Bett?

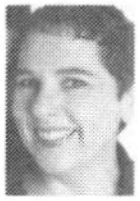

Sie haben ja so recht, Frau Fischer, richtig zu streiten muß oft erst gelernt werden. Deshalb möchte ich Ihnen kurz erklären, auf was Sie achten müssen, damit Sie nach einem gelungenen Streit die Korken knallen lassen können.

Streiten für Ungeübte

- Machen Sie Ihrem Ärger immer direkt Luft, damit sich erst gar nichts aufstauen kann, zumindest, wenn es um kleine Dinge geht. Geht es um größere Probleme, sollten Sie besser warten, bis Sie beide Zeit und Ruhe für eine Auseinandersetzung finden. Das soll jetzt aber nicht heißen, daß Sie wegen jeder Kleinigkeit sofort auf die Barrikaden gehen, erst dreimal tief durchatmen und dann …
- Wählen Sie den richtigen Ort, an dem Sie sich gegenübersitzen und sich in die Augen blicken können. Ganz schlecht sind Orte wie Bett, Auto oder der gemeinsame Eßtisch, es könnte einem ja der Bissen im Hals steckenbleiben.

- Vermeiden Sie Du-Sätze, und sprechen Sie immer davon, wie Sie sich gerade fühlen, anstatt Vorwürfe zu machen.
- Ziehen Sie das Thema nicht ins Lächerliche, verkneifen Sie sich ironische Statements, und werden Sie nie bewußt verletzend.
- Verallgemeinern Sie nichts, und sprechen Sie ganz gezielt über eine bestimmte Situation, ohne abzuschweifen, sonst kommen Sie vom Hundersten ins Tausendste und greifen dabei den anderen in seiner gesamten Person an. Darauf muß der dann wiederum mit Angriff reagieren.
- Beschreiben Sie ein konkretes Verhalten, das Ihnen mißfällt.
- Wenn sich das Problem im Moment nicht lösen läßt, verschieben Sie den Streit lieber, als sich gegenseitig zu zerfleischen.
- Gibt es in Ihrer Beziehung immer wieder Streit über ein oder zwei der ewig gleichen Dinge, die Ihnen an Ihrem Partner so richtig auf den Wecker gehen? Dann sollten Sie langsam anfangen, diese Charaktereigenschaften als gegeben hinzunehmen und sich auf das Positive an Ihrem Partner zu konzentrieren. Bestimmte Streitpunkte lassen sich nicht lösen, daher sollten Sie lernen, gelassener damit umzugehen.

Ein häufiger Streitpunkt in Beziehungen ist die Untreue. Für die meisten Menschen ist es eine Horrorvorstellung, sich den geliebten Partner in den Armen eines fremden Menschen vorzustellen. Dabei ist oft egal, wann man selbst das letzte Mal wirklich körperliches Interesse gezeigt hat. Diese Vorstellung ist vor allem deshalb so schrecklich, weil der eigene Stolz extrem in Mitleidenschaft gezogen wird. Man zerfließt in Selbstmitleid und verliert völlig den Blick für das Ganze: die gemeinsame Beziehung. Was kann der Grund sein dafür, daß der Partner woanders Sex sucht?

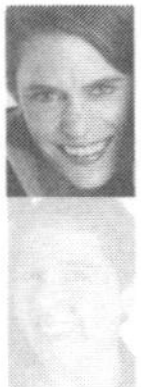

AUSSENBEZIEHUNGEN UND SEITENSPRÜNGE

Ein großes Thema. Deshalb haben wir es uns für den Schluß aufgespart. Kaum etwas tut mehr weh, als vom Partner betrogen zu werden. Kaum eine Vorstellung ist schrecklicher, wie Frau Maravolo schon sagte, als den Partner in den Armen eines anderen zu sehen. Ein Seitensprung scheint die größte Kränkung zu sein, die Paare einander heutzutage antun können. Das war übrigens nicht immer so. Im Gegenteil: Es ist gerade die starke Sexualisierung der Verbindung zwischen Mann und Frau, die für viele Soziologen das Kennzeichen der heutigen Beziehung oder Familie darstellt. Um das genauer zu verstehen, ist an dieser Stelle ein kleiner historischer Exkurs nötig.

Frühere Zeiten – Zwänge und Sicherheiten

In vorindustriellen Zeiten war die Ehe weniger die Verbindung zweier Personen als weit mehr die Verbindung zweier Familien oder gar Sippen. Entsprechend gab es keine Partnerwahl im heutigen Sinne. Geheiratet wurde nicht aus

Liebe. Die Ehe war eine Zweckgemeinschaft. Es ging darum, eine Wirtschaftsgemeinschaft zu gründen, Besitz zu sichern, Kinder zu zeugen, Vermögen und Ansehen zu erweitern. Persönliche Wünsche wurden nicht berücksichtigt und im Konfliktfall rigoros unterdrückt. Viele große Stoffe der Weltliteratur – man denke nur an Shakespeares *Romeo und Julia*, an Schillers *Kabale und Liebe* oder an die ergreifende Geschichte von Abaelard und Heloïse – handeln von dieser Unterdrückung, sie handeln von Liebespaaren, die nicht zueinander kommen können, weil sie nach den Kriterien ihrer Herkunft nicht zusammenpassen.

Soviel Leid diese Regeln auch verursachten, sie sorgten natürlich auch für Stabilität. Schließlich bestand das gemeinsame Ziel nicht darin, möglichst glücklich zu sein, sondern möglichst gut zu überleben. Konventionen, Institutionen und gegenseitige Versorgungsnotwendigkeit haben diese früheren Ehen fest geschnürt. Frauen wurde eine eigenständige Sexualität in diesem Modell übrigens kaum zugestanden, sie sollten die »züchtige Hausfrau« sein, die »drinnen waltet« (Friedrich Schiller). Männer dagegen durften zwar sexuell aktiv sein, doch war ihre Aktivität keineswegs auf die Ehefrau beschränkt, schließlich gab es Mägde, Dienstmädchen und Prostituierte. Ehe, Liebe und Sexualität waren also viele Jahrhunderte lang getrennte Dinge.

Dieses Bild von der Ehe als Zweckgemeinschaft änderte sich im achtzehnten Jahrhundert radikal. Verantwortlich dafür waren vor allem die deutschen Romantiker, die ein gänzlich neues Liebesideal entwarfen. In diesem Ideal trafen zwei völlig freie und gleichberechtigte Menschen aufeinander und gingen aus freien Stücken eine Beziehung miteinander ein. Nicht gesellschaftlicher Zwang begründete ihre Verbindung, sondern die freie Wahl. Schlegel, Tieck, Novalis und wie sie alle hießen, verwarfen die Ehe als eine von anderen arrangierte Verbindung, die nach äußeren Kriterien als passend erschien. Statt dessen verstanden sie sie als innere und innige Beziehung, die aus der gefühlsmäßigen Bindung zweier Menschen hervorgeht. Eine solche Bindung setzte sich hinweg über die Schranken von Klasse und Stand und erkannte nur einen Maßstab an: die Stimme des Herzens – eine Vorstellung mit gewaltigen Folgen.

Liebe und Sexualität

In dem romantischen Ideal sind Liebe und Sexualität eins. Ausdrücklich wenden sich die Romantiker gegen eine bloße Sinnlichkeit ohne Liebe. Sexualität wird nicht länger als rasche Lustbefriedigung außerhalb der Beziehung verstanden, sondern zu einem eigenständigen Thema aufgewertet, einem Thema, das untrennbar an Liebe gebunden ist.

Liebe und Dauer

Das romantische Ideal baut außerdem auf die Dauerhaftigkeit der Beziehung. Wahre Liebe ist für die Romantiker kein Strohfeuer, das nur am Anfang einer Beziehung lodert und dann schnell erlischt. Wahre Liebe ist naturgemäß zeitlich unbegrenzt – so sehen das die Romantiker, die an diesem Punkt übrigens auch schon gescheitert sind …

Liebe und Individualität

Die romantische Liebe ist auf ein einzigartiges Individuum ausgerichtet, also auf einen ganz speziellen Menschen. Der ist für den anderen prinzipiell unersetzbar. Deshalb werden die Partner zum »Zentralerlebnis« (wieder ein schönes Wort, das diesmal von den Soziologen stammt) ihrer Existenz, das dieser erst Sinn und Bedeutung verleiht.

In der romantischen Liebe anerkennen und bestätigen die Partner sich gegenseitig in ihrer Einzigartigkeit. Sie sehen einander so, wie sie im tiefsten Inneren sind. Das macht das große und umfassende Glück der Liebe aus, die so zur wichtigsten Angelegenheit im Leben erhoben wird.

Kommt Ihnen dieses romantische Liebesideal vertraut vor? Wahrscheinlich schon. Schließlich ist es ziemlich genau das Leitbild, das wir heute von der Liebe haben. Soziologen sprechen deshalb vom »ungeheuren Kulturerfolg« des romantischen Liebesideals. Ein Erfolg, der sich seit dem neunzehnten Jahrhundert ausgebreitet hat und der voraussetzt, daß jeder Mann seine einzigartige Frau und jede Frau ihren einzigartigen Mann findet. Tja, wenn das mal so einfach wäre.

Ein derart anspruchsvolles Liebesideal hat natürlich dazu beigetragen, daß Beziehungen heutzutage instabiler geworden sind. Ein wesentlicher Grund, warum Beziehungen schneller zerbrechen, liegt dabei in der Vorstellung, daß Liebe und Sexualität untrennbar miteinander verbunden seien. Sex wird sozusagen als der »Lackmustest« verstanden, der über die Qualität oder den Erfolg der Beziehung Auskunft gibt. Wer nicht regelmäßig miteinander schläft, der hat auch keine gute Beziehung. Partnerschaft und Sexualität gehören für uns moderne Menschen untrennbar zusammen, und das ist, wie gesagt, eine relativ neue Entwicklung.

Sexualität und Liebe – unvereinbar?

Es gibt Paartherapeuten, die der Zusammengehörigkeit von Liebe und Sexualität vehement widersprechen, da sie in ihr eine Überforderung des Paares sehen. Für diese Therapeuten ist es vollkommen normal, daß in längeren Beziehungen die erotische Anziehungskraft nachläßt, denn der erotische Funke braucht schließlich die Fremdheit, um sich zu entzünden. Schwindende Leidenschaft ist für sie daher nicht nur ein normaler Prozeß, sondern geradezu eine gesunde Entwicklung in Langzeitbeziehungen. Da sich aber niemand mit der totalen Ruhe in der Hose abfinden will, plädieren diese Therapeuten für mehr Toleranz gegenüber sexuellen »Außenbeziehungen«. Von Untreue und Betrug dagegen reden sie nicht gerne, da diese Begriffe bereits eine moralische Bewertung bedeuten, eine Bewertung, die in diesem Konzept von Liebe und Sexualität natürlich fehl am Platz ist. Es gibt auch Ratgeberautoren, die davon ausgehen, daß der Mensch rein biologisch gesehen gar nicht monogam sein kann, daß auch aus diesem Grund das romantische Liebesideal eine Überforderung darstellt, die viel unnötiges Leid verursacht.

Treue – wichtig oder unwichtig?

Das klingt natürlich ganz vernünftig. Es ist auch ziemlich einleuchtend. Doch es ändert rein gar nichts an der Tatsache, daß für die meisten Menschen Seitensprünge und Außenbeziehungen des Partners eine unerträgliche Vorstellung bilden. »Es kann nüchtern festgestellt werden, daß dauerhafte sexuelle Untreue in einer ganzheitlich gelebten Liebesbeziehung nicht über längere Zeit ertragen und hingenommen wird«, konstatiert der Psychologe Jürg Willi. Warum das so ist, warum sexuelle Außenbeziehungen meistens eine derart zerstörerische Qualität aufweisen, bleibt allerdings auch den Psychologen ein Rätsel. Befragt man Paare, was ihre Beziehung zusammenhält, dann belegt die »sexuelle Übereinstimmung« unter zwölf möglichen Antworten nur Platz zehn. Auf Platz eins steht die Liebe, gefolgt von Aussagen wie: sich auf den Partner verlassen können, Verständnis bekommen, anerkannt werden etc.

Gleichzeitig stehen bei der Frage nach den Gründen einer

Trennung sexuelle Außenbeziehungen an erster Stelle, und zwar unabhängig von Geschlecht, Alter und Ehedauer. Ist das nicht ein Widerspruch? Wenn Sexualität einerseits gar nicht das wichtigste Moment in einer Partnerschaft ist, warum ist dann ein Seitensprung so schwer zu ertragen, daß viele Beziehungen an ihm zerbrechen?

Vielleicht ist die Antwort gar nicht so schwer: Schließlich werden Menschen seit etwa zweihundert Jahren mit der Vorstellung groß, daß Liebe und Sexualität untrennbar zusammengehören. Heutzutage spiegeln Fernsehserien, Kinofilme und Bestseller diesen Wunsch in unzähligen Varianten zurück in das persönliche Leben und prägen wiederum die Vorstellungen davon, wie die perfekte Liebe auszusehen hätte. Dem kann sich niemand entziehen. Menschen sind nun mal soziale Wesen, die in sozialen Räumen leben, von deren Normen und Wertvorstellungen sie geprägt werden. Deshalb müssen moderne Paare den Spagat zwischen Bindung und Begehren hinbekommen, um ihre Beziehung als zufriedenstellend zu empfinden.

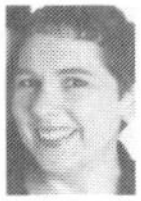

Ich nehme an, Sie übergeben jetzt mir das Wort und überlassen mir die durchaus schwierige Aufgabe, Paaren ebendiesen Spagat beizubringen, nicht wahr, Frau Fischer? Untreue ist tatsächlich für viele Paare ein großes Thema. In meinem

Laden spreche ich mit Kundinnen, die sich nach langen, sexlosen Beziehungsjahren im Urlaub auf ein Abenteuer einlassen, das manchmal zur längeren Affäre wird. Plötzlich ist da wieder das Gefühl, eine Frau zu sein, begehrt zu werden. Sie fühlen sich von einer Sekunde auf die andere wieder schön, sexy und jung. Viele versuchen, ihre Ehe dennoch aufrechtzuerhalten, weil diese für sie Versorgung, Gewohnheit, Sicherheit bedeutet. Andere verlassen ihre Männer, und viele bereuen diese Entscheidung nicht. Erst jetzt, nach dem Wiederaufkeimen ihrer sexuellen Lust, stellt sich ihnen die Frage, wie sie das lieblose Leben der letzten Jahre überhaupt aushalten konnten.

Auf der anderen Seite habe ich Kunden, die sowohl mit ihren Frauen als auch mit ihren Geliebten bei mir einkaufen. Manchmal kommen sie sogar zu dritt. Wenn alle drei Spaß dran haben, bitte sehr. Ich hatte allerdings auch schon mal eine ganz gewitzte Ehefrau an der Strippe, die vorgab, ihren Quittungsbeleg verloren zu haben und mich um die Zusendung einer Kopie desselben bat. Hintergrund war aber offensichtlich der, daß ihr Gatte bei mir für seine Geliebte eingekauft und dummerweise mit Kreditkarte bezahlt hatte. Seine Gattin fand auf der Kreditkartenabrechnung einen Posten über zweihundert Euro Erotisches für Frauen und fragte sich natürlich, was es mit diesem Einkauf auf sich haben könnte. Sie verdächtigte sofort ihren Mann, sie zu hintergehen, und so war es auch.

Frauen verfügen aber auch ohne solche eindeutigen Hinweise nicht selten über eine unglaubliche Intuitionsgabe und merken oft schon lange bevor der Mann es ahnt, mit wem da was im Busch sein könnte. Also, meine Herren, glauben Sie nicht, daß es so einfach ist, eine Frau zu hintergehen. Sie kommt Ihnen früher oder später sowieso auf die Schliche! Vielleicht weiß sie es auch längst und sagt nur nichts, weil sie den Frieden nicht stören will. Wie auch immer, in Beziehungen wird Treuebruch meistens zugleich als Vertrauensmißbrauch empfunden. Und ist das Vertrauen zerstört, bedarf es oft mehr als eines Einkaräters, um es wiederherzustellen.

Die häufigsten Fremdgeh-Motive

Warum aber geht manchmal kein Weg an einem Seitensprung vorbei, obwohl man das eigentlich gar nicht wollte? Schließlich will man dem Partner doch gar nicht gezielt weh tun! Nicht selten sind es Defizite in der Beziehung, die einen Menschen zum Seitensprung verleiten. Es gibt natürlich auch Leute, die permanent Bestätigung von außen suchen und allein aus diesem Grund nichts anbrennen lassen. Von denen möchte ich gar nicht reden, denn da hilft nur noch ein guter Psychologe. Das gleiche gilt auch für den nicht zu unterschätzenden Prozentsatz an Männern, die scheinbar direkt vom Affen abstammen und ihre Hormone als Grund für ihren stark ausgeprägten Jagdtrieb anführen. Ich gehe mal davon aus, daß diese sich schon längst nicht mehr in festen Händen befinden und somit auch gar nicht zu unserer Zielgruppe gehören.

Woran liegt es also, daß Leute in ihrer Beziehung untreu werden? Meine Kundinnen und Kunden haben mir ganz unterschiedliche Gründe dafür genannt.

Langeweile

Die meisten Leute, mit denen ich gesprochen habe, waren tatsächlich mit dem Sex in ihrer Beziehung nicht zufrieden. Es lockte das Neue, Unbekannte. Zu gut kann man sich noch erinnern an die Übermacht der Gefühle in der Phase des Verknalltseins. Allerdings ist auch das Neue nur begrenzt neu, und dann wird wieder nach Neuem gesucht. Ist es da nicht leichter, sich etwas Neues in der Beziehung auszudenken? Sonst ist man ja sein Leben lang auf der Suche nach immer wieder Neuem! Mit zunehmendem Alter wird diese

Suche gewiß nicht leichter. Eine Kundin, die von den Kirschen in Nachbars Garten naschte, war besonders frustriert: Ihr Mann war so verletzt, daß er sie nicht wieder aufnehmen wollte, als sie ein paar Wochen später reumütig von ihrer Eskapade zurückkehrte. Er hatte sich mittlerweile mit der Nachbarin getröstet, und das gefiel ihm besser als erwartet. Solche Geschichten können bös nach hinten losgehen. Ich kann Ihnen daher nur wärmstens empfehlen: Halten Sie inne, auch wenn das Fremde lockt, und nehmen Sie sich ein paar Tage Zeit, um sich im Vorfeld über eventuelle Konsequenzen klarzuwerden. Und wenn's wirklich nur um Langeweile geht: Kaufen Sie sich ein Buch über erotische Partnermassagen oder einen der vielen praktischen Sexratgeber (Tips dazu finden Sie im Anhang!), wenn ihnen die Ideen ausgehen. Und dann probieren Sie zu Hause etwas ganz Neues aus – wie wär's zum Beispiel mal mit einer bislang unbekannten ▸ Stellung?

Konkurrenzangst

Oft hat der Mann nach der Geburt eines Kindes den Eindruck, das Kind habe jetzt den Platz im Herzen der Mutter eingenommen und er spiele nur noch die zweite Geige. Ob das so ist oder nur so empfunden wird, sei mal dahingestellt.

Natürlich verändert sich die Beziehung mit einem Kind gehörig, was aber nicht dramatisch sein muß. Übernimmt der Mann die gleiche Verantwortung für das Kind wie die Frau, bleibt für beide mehr gemeinsame Zeit übrig. Leider ist es oft so, daß Männer die Umstellung auf ein Leben zu dritt nicht verkraften und das Kind als Konkurrenz betrachten. Nicht selten suchen sie sich ausgerechnet dann, wenn ihre Frau sie am meisten brauchen würde, eine Geliebte und fühlen sich damit auch noch im Recht.

Frauen geht es umgekehrt so, daß sie Hobbys oder Interessen des Mannes, die nichts mit ihnen zu tun haben, als Konkurrenz betrachten und sich nicht genug beachtet fühlen. Gibt der Mann trotz massiven Nörgelns seine Interessen nicht zugunsten der Frau auf, sucht sie sich einfach einen anderen, von dem sie sich mehr beachtet glaubt. Das Problem dabei ist nur, daß sie sich auch von dem neuen Partner wieder vernachlässigt fühlen wird, sobald dieser sein Leben außerhalb der Beziehung wiederaufnimmt. Gehen Sie daher lieber in sich und überlegen Sie, ob diese Eifersucht mit Ihrem eigenen mangelnden Selbstwertgefühl zu tun haben könnte. Wenn Sie das bejahen können, sollten Sie unbedingt anfangen, daran zu arbeiten! Es ist nie zu spät!

Nicht zu unterschätzen als Motiv für einen Seitensprung ist der Wunsch nach Selbstverwirklichung. Hat ein Partner nicht das Gefühl, sich ausreichend in der Beziehung entfalten zu können, sucht er sich womöglich einen anderen Menschen, der seiner Suche nach optimaler Entfaltung und Weiterentwicklung förderlich sein soll. Fühlt sich einer der Partner in der Beziehung eingeengt, wird er früher oder später einen Ausweg daraus suchen. Daher sollten Sie immer bestrebt sein, Ihren Partner nicht einzuschränken, sondern ihn im Gegenteil zu ermuntern, Dinge für sich selbst zu tun. Umgekehrt sollten Sie bei sich selbst darauf achten, Ihre Bedürfnisse zu formulieren und möglichst auch zu leben. Wenn Sie ab und an auch mal was ohne den Partner unternehmen, stellt sich so leicht kein Überdruß ein. Schließlich ist Ihre Beziehung nicht allein dafür verantwortlich, Ihnen ein glückliches Leben zu bescheren. Sollten Sie mit Ihrem Leben nicht zufrieden sein, müssen Sie es selbst in die Hand nehmen und ändern.

Wenn sich ein Partner dauerhaft nicht geliebt, geachtet und respektiert fühlt, verliert er seine Würde und sein Selbstwertgefühl. In einem solchen Fall ist kein Mittel wirksamer, den Schmerz über diesen unliebsamen Zustand zu kurieren, als ein Seitensprung. Glaubt sich ein Mensch in seiner Beziehung immer unverstanden, mangelt es dauerhaft an Mitgefühl bzw. Interesse an seinen Gefühlen, ist er anfällig für jedes Lächeln oder nette Wort von außen. Wer aus dieser Motivation heraus fremdgeht, sehnt sich einfach nach ein wenig Anerkennung, und die Person, die ihm diese schenken soll, ist in der Regel austauschbar. Werden Sie sich gemeinsam darüber klar, ob Ihre Beziehungsprobleme an fehlender Wertschätzung liegen. Wenn das so ist und wenn beide Partner ihr Fehlverhalten erkennen, läßt sich einiges tun, um die Beziehung zu retten.

Allgemeine Ermüdungserscheinungen

Viele sprechen über das verflixte siebte Jahr, in dem manch eine Beziehung auf den Prüfstein gestellt wird. Ob nach sieben Jahren, etwas früher oder später – je länger eine Beziehung andauert, um so mehr wird den Partnern bewußt, was sie für den anderen aufgegeben haben. Das hält kein Mensch lange aus, irgendwann treten Ermüdungserscheinungen auf, und das eben nicht selten nach sieben Jahren. Man zieht Bilanz und versucht, die Beziehung zu verändern. Wer jahrelang zurücksteckt, hat irgendwann das Gefühl, zu kurz zu kommen. Oft hält genau im Moment der Bewußtwerdung dieses Problems eine Affäre Einzug in die ausgetretenen Pfade. Diese wird jedoch meistens als eine Art Verschnaufpause und nicht als ernsthafter Trennungsgrund verstanden – zumindest nicht vom fremdgehenden Partner!

Es ist passiert – und jetzt?

Was auch immer die Gründe sein mögen, die jemanden zum Fremdgehen bewogen haben – entscheidend ist jetzt die Frage, wie man damit umgeht. Sagt man es seinem Partner, oder schweigt man lieber? Um dies zu entscheiden, ist es wichtig, daß sich der untreu gewordene Partner ganz in Ruhe darüber klar wird, daß

- er selbst ein Problem hat mit seiner Beziehung und daß das Fremdgehen der Versuch ist, etwas zu verändern. Das hat erst mal gar nichts mit dem Partner zu tun!

- er die Affäre nicht verheimlicht, um seinem Partner Kummer zu ersparen, sondern aus Angst vor möglichen Konsequenzen.
- er dem Partner die Wahrheit keinesfalls vorenthalten darf, wenn dieser darauf drängt, sie zu erfahren.
- er eine Trennung ernsthaft in Erwägung ziehen sollte, wenn das Fremdgehen aus tatsächlichem Desinteresse am Partner geschieht.
- vor allem kranke Partner ein sofortiges Recht auf ehrliche Aufklärung haben. Falsch verstandene Rücksichtnahme quält oft mehr als ein aufrichtiges Wort!

Vielleicht ist der Seitensprung eine einmalige Sache gewesen. Niemand hat es mitbekommen, und es wird nicht wieder vorkommen. Wenn Sie damit leben können, lassen Sie Ihren Partner besser außen vor und machen sich Gedanken über den Grund für Ihre Untreue. Versuchen Sie, an Ihrer Beziehung zu arbeiten. Ich selbst habe jahrelang erlebt, wie sehr Untreue eine Beziehung belasten kann, und würde mir vermutlich heute lieber eine Hand abhacken, als mir wieder die Finger zu verbrennen. Vertrauen ist das höchste Gut in einer Beziehung, und ist das Vertrauen erst gestört, ist oft alles zu spät.

Ich habe einige Paare kennengelernt, die mit gezielter Untreue eine Lösung für das Treueproblem in ihrer Partnerschaft gefunden haben. Bevor Sie also heimlich in fremde Betten springen und sich danach schlecht fühlen, sollten Sie mit Ihrem Partner darüber reden, was er von einem gemeinsamen Besuch in einem Pärchenclub hält. Sie werden jetzt vielleicht entsetzt aufschreien, weil Sie solche Lokalitäten nur aus dem Fernsehen kennen, wo sich ältliche Ehepaare – die Damen in weißen Strapsen, die faltigen Hintern der Herren in einen String gequält – zum kollektiven Rudelbumsen treffen. Genau so habe zumindest ich mir ein solches Etablissement vorgestellt, bis ich mich von Kunden eines Besseren belehren lassen mußte. Es gibt nämlich ganz verschiedene Clubs: zum einen die für ▸Swinger, zum anderen die für Paare. In die Clubs für Paare kommen auch nur Paare rein, das heißt keine einzelnen Herren und auch keine Professionelle. Swinger sind übrigens Menschen, die gerne mal den Partner tauschen, solche finden sich natürlich auch in den Pärchenclubs ein. Ob Sie einfach nur mal anderen beim Sex zuschauen möchten, sich von anderen zuschauen lassen wollen oder tatsächlich auch fremdvögeln möchten, entscheiden ganz allein Sie. Oft gibt es in diesen Clubs tolle Saunalandschaften und Schwimmbäder, meistens auch ein phantastisches Buffet sowie einen Discobereich, alles enthalten in einem Eintrittspreis von etwa neunzig Euro pro Paar. Auf Sauberkeit und Safer Sex wird ebenfalls großer Wert gelegt. Das klingt doch gar nicht schlecht.

Adressen für Paarclubs und andere interessante Websites zu diesem Thema gibt's unter »Tips und Adressen« im Anhang.

Frau mit Frau und Mann mit Mann

Viele Frauen hätten gerne mal Sex mit einer anderen Frau. Von Männerseite ist dagegen oft nichts einzuwenden. Schwierig ist es für die Männer eher, sich einzugestehen, daß sie selbst mal gern mit einem anderen Mann auf Tuchfühlung gehen würden. Die meisten Männer würden ihr Interesse daran nie zugeben, dafür ist die Homophobie bei Heteromännern zu groß. Trotzdem gibt es viele bisexuelle Männer. Paarclubs eignen sich hervorragend, um diesen Neigungen ganz ohne Zwang nachgehen zu können. Wo sonst findet man schon die Möglichkeit, Gleichgesinnte kennenzulernen? Über Annoncen ist die Gefahr groß, Leute zu kontakten, die einem im Grunde gar nicht gefallen. Also, nichts wie ab in den Club, denn da kann man sich erst mal ganz in Ruhe beschnuppern und sich dann vielleicht gegenseitig nach Hause einladen. Oder sich am Pärchenabend im Pornokino verabreden. Wußten Sie schon, daß es im Sexkino einen Abend pro Woche gibt, an dem nur Paare Einlaß haben? Da scheint ganz gut was geboten zu sein, nicht nur auf der Leinwand, nein, auch live, hab ich mir sagen lassen...

Die Defizitlüge

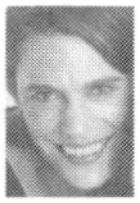

Nun ja, Frau Maravolo, da haben Sie ja tatsächlich einiges aufgefahren an Erklärungen und an Lösungsansätzen. Ich persönlich empfinde die allerdings nicht als sehr zufriedenstellend, aber das mag an meiner grundsätzlichen Skepsis gegenüber dem Imperativ liegen, der da lautet: Ändern Sie einfach Ihr Verhalten! Wenn das so einfach wäre, würden wir alle in harmonischen Beziehungen leben, spätestens nach der Lektüre dieses Buches. Aber haben Sie mal versucht, »einfach« Ihr Verhalten zu ändern? Eben. Kein leichtes Unterfangen.

Und gezielte Untreue in Pärchenclubs halte ich für ganz absurd, der kalkulierte Ausbruch, die berechnete Orgie – das ist für mich einfach ein Widerspruch an sich. Aber nun gut, wem's gefällt, der soll es ausprobieren, wir leben schließlich in einer pluralistischen Gesellschaft, da kann jeder tun, was er will, solange er niemandem weh tut.

Aber zurück zu Ihren Thesen. Ich weiß gar nicht, ob immer Defizite der Grund sein müssen für sogenannte Untreue. Das ist eine sehr beliebte These, auch bei den Paartherapeuten. Klar: Diese Defizittheorie verspricht, die ungeheure Bedrohung, die von solch einem Seitensprung für die Beziehung ausgeht, kalkulierbar zu machen. Wenn in der Beziehung nur alles gut ist, dann passiert schon nichts nebenbei, das ist das Versprechen. Aus diesem Versprechen resultiert wieder ein Imperativ: Arbeiten Sie an Ihrer Beziehung! Halten Sie Ihre Erotik lebendig, seien Sie verständnisvoll, freundlich und unterstützend. Dann bricht Ihr Partner schon nicht zur Seite aus – und Sie selbst auch nicht. Aber ist das wirklich so? Anaïs Nin, die Geliebte von Henry Miller und eine sehr untreue Ehefrau, schrieb in ihren Tagebüchern einmal folgenden Satz: »Wir können beides sein, treu zum Augenblick der Gegenwart, zum Leben und untreu in der Liebe.« Da ist etwas Wahres dran, finde ich, auch wenn das nicht so richtig beruhigend klingt. Wir alle haben Angst, verlassen zu werden, nicht mehr der wichtigste Mensch für den Partner zu sein. In jedem Seitensprung des anderen flammt diese Angst lodernd auf. Berechtigterweise: Jeder weiß, wie tief sexuelles Erleben gehen kann, wieviel Ekstase, Selbsttranszendenz, Nähe und Verschmelzung bei diesem scheinbar rein körperlichen Akt entstehen können. Sexualität kann eine ungeheuer bindende Kraft zwischen zwei Menschen darstellen und genau dadurch zerstörerisch auf die Beziehung wirken. Doch manchmal gewinne ich den Eindruck, daß Sexualität trotz dieser ungeheuren Macht, die sie haben kann, in Beziehungen überschätzt wird. Schließlich beruht eine Beziehung auf viel mehr als auf der körperlichen Anziehungskraft zweier Menschen. Eine Beziehung ist eine tiefe und loyale Verbindung zweier Menschen, die sich in ihrer Gesamtheit anerkennen und wertschätzen. Wer außer Ihrem Partner oder Ihren Eltern tut das schon? Ist Sex da wirklich so wichtig? Letzteres ist nun eine ziemlich unpassende Frage für einen Sexratgeber, finden Sie? Da haben Sie recht, aber das ändert nichts daran, daß die Frage prinzipiell ihre Berechtigung hat.

Dennoch läßt es sich nicht leugnen: Seitensprünge, Außenbeziehungen, Affären, Untreue, Betrug – wie immer Sie es nennen wollen – sind heutzutage auf jeden Fall gefährlich für eine Beziehung. Treue wird schließlich wieder als wichtig erachtet. Das war nicht immer so.

In den siebziger Jahren etwa war Treue verpönt als schnödes Besitzdenken, und Eifersucht, ein Gefühl, das bis dahin als natürlicher Begleiter der Liebe galt, wurde plötzlich übelst diskreditiert. Doch eben weil das heute anders ist, sollten Sie es sich wirklich dreimal überlegen, ob Sie das Risiko eines Seitensprungs tatsächlich eingehen wollen, da stimme ich Frau Maravolo zu. Allerdings, wenn es doch mal passiert, daß Sie Ihrem Partner fremdgehen, müssen nicht gleich Mängel in der Beziehung dafür verantwortlich sein. Es kann auch eine prinzipielle Lebendigkeit sein, die spontane Nähe zu einem anderen Menschen oder einfach nur die pure, wilde Lust, die plötzlich ihr Haupt erhebt. Treue, dieses hohe Gut, kommt im Alltag nicht immer durch moralische Selbstdisziplin oder uneingeschränkte Liebe zustande. Sie kann ebensogut daraus resultieren, daß jemand nicht lebendig ist, Treue kann auch aus sogenannter geringer Triebspannung, chronischer Depression, Trägheit oder Feigheit gespeist sein. Um mit dem deutschen Philosophen Friedrich Nietzsche zu sprechen: »Das nennt sich Liebe zur Wahrheit und ist nur die Ohnmacht zu lügen.«

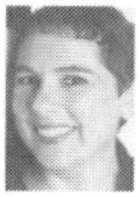

Alles ist möglich, Frau Fischer, und wie Sie ja wissen, bin ich bestimmt nicht jemand, der Moral predigt! Woher die Motivation auch immer kommen mag – oftmals ist ein Seitensprung für Partnerschaften sogar positiv und bringt endlich einen Stein ins Rollen, rüttelt wach und sorgt dafür, daß beiden klar wird: Es muß etwas passieren in der Beziehung, so wie es war, wird es nicht mehr sein. Auch in einem Seitensprung liegt eine Chance, denn jetzt muß geredet, müssen Hintergründe und Auslöser gesucht werden, und möglicherweise kommt dann endlich auf den Tisch, was lange Zeit einfach ignoriert wurde. Das Ende vom Lied kann Trennung heißen, vielleicht rauft man sich aber auch wieder zusammen. Sollte letzteres der Fall sein, ist die Großmut des betrogenen Partners gefordert, der dem anderen verzeiht. Beide Partner müssen willig und auch fähig sein, das Geschehene abzuhaken, damit etwas Neues, Gutes daraus entstehen kann.

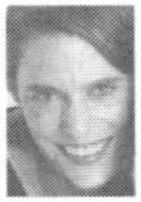

Was die Ermüdungserscheinungen angeht, von denen Sie gesprochen haben, Frau Maravolo: Machen wir uns doch nichts vor. Wir schreiben auch deshalb ein Buch darüber, wie man die Lust lebendig erhalten kann, weil das so schwierig ist. Wäre das anders, gäbe es Ratgeber mit dem Titel: *Eheliche Sexsucht – wie Sie sie beherrschen können!* oder *Der Partner als Lustobjekt – Wege aus dem ständigen Begehren!* Gibt es diese Bücher? Nein. Solche Probleme haben Paare nicht.

Wir haben es bereits erwähnt: In der Langzeitbeziehung verändert sich die Sexualität – eine Tatsache, die Sie hinnehmen sollten. Schrauben Sie Ihre Erwartungen ein wenig herunter. Unpopulärer Ratschlag, ich weiß, aber sehen Sie es doch mal so: Er entlastet Sie. Sie müssen nicht jeden Abend Bodenturnen veranstalten und das Kamasutra auswendig beherrschen, um eine gute Beziehung zu führen. Ihre Beziehung ist auch gut, wenn Sie es seltener miteinander treiben, aber dafür eine Welt miteinander teilen. Und ob Sie Ihre Beziehung als gut empfinden, ist der ausschlaggebende Punkt dafür, ob Sie zusammenbleiben. Denn Beziehungen beruhen heute zunehmend auf Gefühlen. Sie bestehen aus Liebe. Wer nicht mehr liebt, der geht auseinander. Das zeigt: Qualität geht heute vor Dauer.

Diese Entwicklung macht sogar vor den älteren Generationen nicht halt. Studien zeigen, daß immer mehr Menschen sich nach fünfzig Ehejahren oder mehr scheiden lassen. Meist sind es die Frauen, die keine Lust mehr haben, Putzfrau und Hausmädchen zu spielen und einen tyrannischen Ehegatten zu ertragen. Als diese Frauen jung waren, wurden Scheidungen gesellschaftlich stark mißbilligt. Noch vor fünfzig Jahren ging eben Dauer vor Qualität. Das hat sich gründlich geändert. Mit folgender Konsequenz: Die Höhe der Ansprüche, die Sie an die Qualität Ihrer Beziehung stellen, wird Auswirkungen auf die Dauer Ihrer Beziehung haben. Je anspruchsvoller Sie sind, desto kürzer könnten Ihre Beziehungen sein. Das soll nicht der zweite und grundsätzliche Aufruf zur prinzipiellen Bescheidenheit werden. Ich will nicht dafür plädieren, Abstriche bei der Qualität hinzunehmen, nur um die Dauer zu garantieren. Die Dauer einer Beziehung ist kein Wert an sich. Es gibt sicher viele Paare, die ohne Liebe zusammenbleiben, weil sie Angst vor Veränderungen oder vor dem Alleinsein haben.

Doch wichtig ist, daß Sie sich dieses Spannungsfeld bewußt machen und darüber nachdenken: Was macht die Qualität Ihrer Beziehung für Sie aus? Wie wichtig ist dabei der Sex? Wie wichtig sind Loyalität, Nähe, Verbundenheit, die gemeinsame Welt?

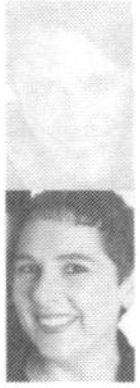

SCHLUSSWORT

Bravo, Frau Fischer, das hört sich nach einem fabelhaften Schlußplädoyer an. Für die Partnerschaft, die so hart auf dem Prüfstein steht, für die Paare, die trotz aller Widrigkeiten für eine bessere Beziehung kämpfen möchten, weil sie begriffen haben: Liebe ist vielseitig und veränderlich.

Oft sind wir so damit beschäftigt, an unseren Karrieren zu basteln und alles dafür zu tun, daß unsere Kinder später möglichst groß rauskommen, daß die Partnerschaft dabei ins Hintertreffen gerät. Wenn Sie sich das jeden Tag aufs neue ins Bewußtsein rufen und einander mit entsprechender Aufmerksamkeit begegnen, können Sie auch lange zusammen glücklich sein.

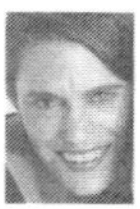

Stopp, stopp, stopp, Frau Maravolo, nicht so schnell! Sie heben zwar gerade zu einem wirklich fabelhaften Schlußwort an, doch bevor wir uns endgültig verabschieden, sollten wir uns fairerweise noch mal mit den acht wichtigsten Beziehungsfragen beschäftigen, die wir zu Beginn des Buches aufgeworfen haben. Sie erinnern sich? Schauen wir doch mal, ob wir jetzt, am Ende der Lektüre, ein bißchen schlauer sind als zuvor.

1 – Ist es wirklich so schlimm, wenn Sex in unserer Beziehung weniger wird?

Klare und denkbar kurze Antwort: Nein.

2 – Leidet einer von uns oder sogar beide darunter, daß wenig oder manchmal gar nichts mehr läuft im Bett?

Tja, das ist die Frage. Leidet einer von Ihnen beiden? Wenn ja, dann haben Sie ein Problem. Allerdings haben Sie das Problem als Paar. Sie erinnern sich? Paartherapeuten sprechen vom »lustlosen Paar«. Ihre Beziehung sozusagen hat das Problem, nicht einer von Ihnen beiden, ganz egal, wer mehr oder wer weniger will. Also: Zu allererst mal Schluß mit gegenseitigen Vorwürfen wie: Nie willst du! Oder: Immer willst du! Versuchen Sie dann herauszufinden, was geht. Wenn das gar nichts mehr ist, ziehen Sie ruhig auch eine Paartherapie in Betracht.

3 – Ist weniger Sex ein Zeichen dafür, daß unsere Beziehung nicht mehr funktioniert?

Klare Antwort: Nein. Ihre Beziehung hat sich verändert und dadurch auch der Sex, den Sie in dieser Beziehung haben. Sex hat in verschiedenen Beziehungsphasen verschiedene Funktionen. Am Anfang einer Beziehung ist er die einzige Möglichkeit, Nähe und Bindung auszuprobieren. Später treten andere Dinge wie gemeinsame Erlebnisse, Interessen und Erfahrungen hinzu und oft auch in den Vordergrund. Es ist also ganz normal, daß Sie nach ein paar Jahren weniger Sex haben. Und denken Sie dran: Meistens stabilisiert sich die »Koitusfrequenz« auf niedrigem Niveau. Das ist mehr als die meisten Singles haben.

4 — Ist es der Alltag, der uns früher oder später im Bett auseinandertreibt, und ist das eine zwangsläufige Entwicklung?

Klare Antwort: Ja. Es ist der Alltag, der für Gewöhnung und Routine sorgt, und: Ja, wenn Sie zusammenleben und eine Familie haben, dann ist das eine zwangsläufige Entwicklung. Sie werden sie nicht verhindern können. Doch Sie können ihr wenigstens hin und wieder mutig entgegentreten und Ihre kleine Faust entschlossen recken, getreu dem Motto: Ganz Gallien? Nein, da gibt es doch so ein kleines Dorf... Organisieren Sie Widerstand gegen den Alltag. Gönnen Sie sich immer mal was für sich selbst, Ihren Körper, Ihr erotisches Empfinden, alleine oder zu zweit.

5 — Schließen Bindung und Begehren einander möglicherweise grundsätzlich aus?

Puh, schwierige Frage. Und schon soooo oft von allen möglichen Seiten mit unterschiedlichen Ergebnissen beleuchtet. Ich glaube, nein, und Frau Maravolo ist mit mir einer Meinung. Bindung und Begehren schließen einander nicht grundsätzlich aus. Bindung verändert Begehren, das ganz bestimmt, und dieses veränderte Begehren ist sicher etwas sanfter und vertrauter als der wilde Löwe der Fremdheit. Doch Bindung und Begehren sind keine Gegensätze.

6 – Sollte man Seitensprünge tolerieren?

Keine Antwort. Das muß jeder halten, wie er will. Da geben wir keine Ratschläge. Seitensprünge bergen ein hohes Risiko, die Beziehung zu sprengen. Das sollte jeder wissen und bedenken. Seitensprünge sind aber auch nur allzu menschlich. »Wem niemals das Pferd durchgeht, der reitet einen hölzernen Gaul«, schrieb Friedrich Hebbel einmal. Und deshalb sehen Sie uns ratlos: Jedes Paar muß für sich klären, sozusagen »verhandeln«, wie es mit der Treue gehalten werden soll. Nur eines finden wir wichtig: Wenn Sie Verabredungen getroffen haben, dann halten Sie sich auch daran. Bleiben Sie ehrlich!

7 – Gibt es Möglichkeiten, das sexuelle Begehren wachzuhalten? Könnten beispielsweise rote Höschen und eine

gemeinsame Fahrstuhlfahrt das Ganze schon wieder richten?

Diese Sache so zu vereinfachen, funktioniert nicht. Ein lustloses Paar auf dem Sofa, sie in roten Strapsen, er im schwarzen Lederstring, das müde aneinander rumfummelt? Oje, das stelle ich mir schrecklich vor! Auch der Ratschlag, es an ungewöhnlichen Orten zu treiben, wie etwa im Fahrstuhl, ist ziemlich sinnlos, wenn Sie einfach keine Lust aufeinander haben. Rein technisch läßt sich Begehren ganz sicher nicht wachhalten.

Das kann nur funktionieren, wenn Sie wirklich offen für Neues bleiben! Probieren Sie Dinge aus! Seien Sie nicht zu schamhaft, und versuchen Sie vor allem, Ihre Phantasien gemeinsam mit ihrem Partner in die Tat umzusetzen!

8 — Ist am Ende etwa eine neue Pille aus den Orgasmuslaboratorien der einzige Weg aus der Krise?

Wohl kaum. Auch Viagra macht keine Lust. Es hilft nur dort, wo Lust bereits vorhanden ist. Für Männer mit Erektionsproblemen ist Viagra ein Segen. Doch sollte man vorsichtig damit sein, mit Pillen, Cremes und sonstigen Mittelchen seine Sexualität grundsätzlich »optimieren« zu wollen. Wir neigen dazu, alles verfügbar zu machen, aus allem das Beste rauszuholen. Sexualität ist aber nun mal eine eigenwillige Angelegenheit. Lernen wir lieber, damit zu leben.

Und mit diesem bedeutenden Satz übergebe ich wieder an Frau Maravolo.

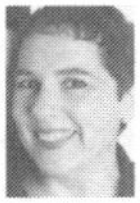

Danke, Frau Fischer. Sollten Sie, lieber Leser, nach der Lektüre dieses Buches den Eindruck erlangt haben, die gemeinsame Befriedigung Ihrer Sexualität hänge allein von irgendwelchen abgefahrenen Sexpraktiken aus dem Kamasutra oder Tantra ab oder davon, ob Sie zusammen Pornokinos besuchen oder gar mit den Nachbarn einen kleinen Partnertausch vollziehen, müssen wir Sie enttäuschen: Weder der Einsatz von prickelnden Hilfsmitteln noch die ausgefeilteste Sextechnik können alleinige Retter Ihres eingeschlafenen Liebeslebens sein. Ausschlaggebend ist nämlich meistens nicht was, sondern daß überhaupt noch ab und an etwas Körperliches zwischen Ihnen stattfindet. Wir konnten Ihnen in diesem Buch hoffentlich genug Erklärungen und Anregungen geben, die Umsetzung liegt jetzt an Ihnen. Nehmen Sie am besten sofort, aber mit größtmöglicher Geduld und Großherzigkeit für sich selbst und Ihren Partner diese große Herausforderung an. Machen Sie lieber kleine Schritte, die gelingen, Rom ist schließlich auch nicht an einem Tag erbaut worden! Und glauben Sie nicht, es wird sich schon von allein regeln, denn das wird es ganz bestimmt nicht. Ihr gemeinsames Glück liegt in Ihren vier Händen!

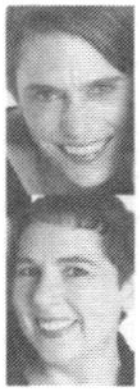

Wir wünschen Ihnen viel Erfolg und vor allem viel Spaß!

Ihre Kathrin Fischer und Sandra Maravolo

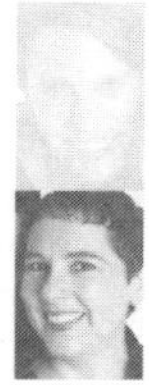

ANHANG

Was Sie unbedingt über Sex wissen sollten – Kleines ABC der Sexpraktiken, -hilfen und -spielzeuge

Seit 1995 berate ich in meinem Erotikshop täglich Menschen, die ihren sexuellen Horizont erweitern möchten, entweder mit ihren Partnern oder erst mal ganz für sich. Dabei werden häufig die gleichen Fragen gestellt. Da vermutlich nicht alle von Ihnen die Möglichkeit haben, mich in Frankfurt zu besuchen, finden Sie hier einige Antworten. Wenn Sie darüber hinaus mehr Informationen benötigen, Anregungen oder Tips haben oder uns von Ihren eigenen Erfahrungen in Ihrer Beziehung erzählen möchten, finden Sie auf meiner Homepage *www.insideher.de* ein Forum, in dem viele Themen, von Fremdgehen bis Intimrasur, kontrovers diskutiert werden. Sie können dort auch per E-mail Kontakt aufnehmen. Selbstverständlich würden wir gern Ihre Meinung zu unserem Buch erfahren oder ob und wie Sie es schaffen, auf Dauer glücklich miteinander zu sein. Wir freuen uns, von Ihnen zu hören.

- *Analspielzeug* gibt's in vielen Größen, Formen und Materialien. Nicht zu groß sollte es sein, vor allem, wenn es für das empfindsame männliche Hinterteil gedacht ist oder für Anfänger. Also, klein beginnen und viel Gleitmittel verwenden. Achten Sie darauf, daß die Spielzeuge hinten breiter werden, damit sie nicht in Ihren Tiefen verschwinden. Verwenden Sie auf alle Fälle ein Kondom, der Hygiene wegen. Generell ist, wie auch beim Analsex mit dem Penis, zu beachten: Immer schön langsam und nicht beim Gleitgel sparen!

- *Aphrodisiaka,* die funktionieren, gibt es nicht viele. Vergessen Sie Spanische Fliege und alle Lusttropfen, die angeboten werden, das alles ist nichts als Geldmacherei. Sie glauben doch selbst nicht, daß Unlust allein durch Einnahme von ein paar Tropfen Medizin behoben werden kann. Duftige, aphrodisierende Massageöle helfen viel mehr, vor allem weil Sie sich miteinander beschäftigen, sich berühren und Zeit füreinander nehmen. Das einzige Mittel, an das ich glaube, ist Yohimbe. Dieser Rindenextrakt eines afrikanischen Baums erweitert die Blutgefäße und erhöht so die Blutzufuhr im Unterleib. Außerdem wirkt es lockernd auf die für die Libido zuständigen Bereiche unseres Gehirns und ist gleichermaßen bei Männern und Frauen wirksam. Yohimbe gibt es in gutsortierten Sexshops oder auf Rezept von Ihrem Facharzt.

  Sie könnnen sich auch ein Kochbuch kaufen mit Rezepten, die ausschließlich aus aphrodisierenden Lebensmitteln zusammengestellt sind. Nehmen Sie sich einen Tag Zeit, kaufen Sie zusammen ein, kochen, essen, reden, lachen und küssen Sie, aber schauen Sie auf keinen Fall fern!

- *Beckenbodenübungen* schaden nie, sind aber meistens Frauen bekannt, um nach Geburten die Rückbildung zu beschleunigen oder Inkontinenz entgegenzuwirken. Gutes Training fördert sogar die Orgasmusfähigkeit. Am einfachsten lassen sich die Muskeln mit speziellen Liebeskugeln stärken. Liebeskugeln sind zwei kleine, mit einem Faden verbundene und mit schwereren Kugeln gefüllte Bälle, die im besten Fall lautlos und aus gesundheitlich unbedenklichen, hygienischen Materialien bestehen. So manche Trägerin empfindet es als lustvoll, die Kugeln den ganzen Tag mit sich herumzutragen.

  Auch bei Männern kann ein gut trainierter Beckenboden gegen vorzeitigen Samenerguß Wunder wirken. Spezielle Übungen dafür finden Sie im Internet (siehe »Tips und Adressen«).

- *Blowjob,* blasen, lat. Fellatio, bedeutet, daß sie es ihm mit dem Mund macht.

- *Bondage* ist fesselnder Sex, der nicht nur bei SM-Profis gut ankommt. Bitte unbedingt auf passendes Bindematerial achten, das nicht einschneidet oder sich zuzieht! Wer sich's leichtmachen möchte, nimmt für Hände und Füße weiche Lederhandfesseln oder auch Polizeihandschellen, ganz nach Gusto. Aber bitte gut auf die Schlüssel achten, sonst hilft nur noch der Schlosser, wie unangenehm!

- *Büstenheben* sind wie Präsentierteller für die Brust, die zwar gehalten wird, aber dennoch frei zugänglich ist für Hände und Münder. Fällt unter die klassische Reizwäsche, dazu wird gern ein offenes Höschen gereicht, sehr delikat!

- *Cunnilingus* oder umgangssprachlich »lecken« bedeutet, daß er es ihr mit dem Mund macht. Die meisten Frauen kommen dabei zum Orgasmus.

- *Dildos* sind handbetriebene Penetrationsspielsachen. Die besten sind aus haut- und gesundheitsfreundlichem Silikon. Hartplastik, Glas oder Plexiglas sind eher für diejenigen geeignet, die es gern härter mögen. Toll ist es, wenn Sie damit ihr Liebesspiel ein bißchen aufpeppen, vielleicht weil das Spielzeug eine andere Form oder Konsistenz als ein Penis hat und sich somit anders anfühlt. Im Gegensatz zum Vibrator hat ein Dildo keinen Motor.

- *Dildohalter* oder Harness (Geschirr) sind Umschnallgürtel, am besten aus Leder, die Frau tragen kann, um ihn mal ganz gepflegt von hinten zu nehmen. Beliebte Spielart für Aufgeschlossene. Ja, auch Heteromänner können das toll finden!

- *Enthaarungscremes* sind für viele die beste Möglichkeit, im Intimbereich lästige Härchen loszuwerden, ohne statt dessen unansehnliche Pickel zu bekommen. Für die, deren Haut es verträgt, sind auch Naßrasierer geeignet und sogar gesünder. Heutzutage ist jeder, der etwas auf sich hält, untenrum rasiert – ist eben modern. Selbst wenn Sie zu denen gehören, die sonst nicht jeder Mode hinterherrennen, sollten Sie das unbedingt mal ausprobieren.

- *Erektionshilfen* für ihn gibt es in Form von Pumpen, die durch Vakuumeffekt den Penis mit Blut füllen und vergrößern. Dem Angebot in den Sexshops nach zu urteilen, scheint das zu funktionieren. Außerdem entsteht der Eindruck, jemand würde kräftig an dem guten Stück saugen. Für diejenigen, die kein Problem mit technischem Gerät haben, bestimmt nicht verkehrt. Einfacher in der Handhabung und auch wirksam sind Penisringe. Weniger wirksam dagegen sind Liebessalben und Dauererektionsdragees aus den Sexshops. Jede Menge Infos über Erektionsprobleme finden Sie auf der Website *www.impotenz-selbsthilfe.de* .

- *Erektionscreme,* auch Itchcream genannt, für die Dame funktioniert tatsächlich. Solche Cremes fördern die Durchblutung und steigern das Empfinden. Die beste Creme ist Secret Garden von Shunga. Läßt sich auch gut mit Gleitgel auf Wasserbasis mischen und wirkt dann dezenter. Einfach mal ein bißchen rumprobieren lohnt sich! 30 ml ca. 25 Euro (reicht locker für zwanzig bis dreißig Orgasmen).

- *Eroscillator* ist der ultimative Netzstecker-Vibrator! Orgasmen und Ejakulationen garantiert! Nicht ganz billig, aber jeden Cent wert!

- *Fellatio* ist, wenn sie ihm einen bläst. Für Männer eine beliebte Art der Stimulation.

- *Fingerlinge* sind Überzieher aus Gummi mit kleinen Noppen oder Rillen darauf, die für ein reizendes Gefühl beim Befummeln der erogenen Zonen sorgen.

- *Frigidität* gibt es nicht. Früher nannte man Frauen frigide, die sexuell lustlos waren. Zum Glück traut sich heute keiner mehr, dieses Problem so einfach abzutun. Wir wissen ja, der Gründe kann es viele geben, beim Streß angefangen über schlechte Erfahrungen bis hin zu einem negativen Selbstbild. Gesprächstherapien wirken da oft Wunder.

- *Fukuoku* wird auf einen Finger gesteckt und bringt diesen zum Vibrieren. Unbedingt das Original nehmen, es gibt einige Abklatschprodukte, die zwar günstiger sind, aber nicht viel taugen.

- *Gleitmittel, Gleitgel* gibt's auf Wasser- oder Silikonbasis. Die Produkte auf Wasserbasis fühlen sich an wie Körperflüssigkeit, können aber nach einer Weile klebrig werden. Die aus Silikon sind geruchs- und geschmacksneutral und eignen sich auch für Ganzkörpermassagen. Beide sind kondomgeeignet. Am besten, Sie probieren beides aus. Achten Sie unbedingt darauf, daß keine Fette oder Öle im Gleitgel enthalten sind, wenn Sie Kondome verwenden, die reißen sonst unter Garantie. Übrigens: Wer einmal Gleitgel probiert hat, will es garantiert nie mehr missen!

- *G-Punkt-Stimulatoren* sind alle Sextoys, die oben einen Knick haben. Der G-Punkt läßt sich durch Druck stimulieren. Am besten ertasten Sie ihn mit den Fingern, er befindet sich in der Vagina, etwa fünf bis sieben Zentimeter hinter dem Scheideneingang zur Bauchdecke hin. Das Gewebe des etwa eurostückgroßen Punktes, benannt nach seinem Entdecker Dr. Ernst Gräfenberg, fühlt sich rauher an als das Umfeld und ist leicht erhaben. Aber bloß kein Streß, manche Frauen haben dort keine besonderen Empfindungen oder mögen das Gefühl nicht besonders. Wenn die Stimulation des G-Punktes, ob mit Fingern, Vibrator oder anders, die Frau dagegen antörnt, kann sie mitunter sogar abspritzen. Ja, Sie haben richtig gehört: Auch Frauen können ejakulieren. Allerdings hat das nicht unbedingt etwas mit Orgasmus zu tun und läßt sich nicht steuern, ist aber dennoch ein weitverbreitetes und oft als Urinieren verkanntes Phänomen. Wenn's öfter vorkommt, was unterlegen, denn es kann so viel sein, daß die Matratze auf Dauer nicht durchhält.

- *Handfesseln* gibt es aus vielen Materialien. Besonders weich sind die aus Leder oder die mit Plüsch bezogenen aus Metall. Profis nehmen oft die tatsächlich abschließbaren Polizeifesseln, die sind aber nicht bequem. Ganz einfach geht's mit Fesseln aus textilem Material und Klettverschluß – das ist gleichzeitig eine relativ günstige Variante.

- *Honey Dust* ist ein nach Honig schmeckender Körperpuder, der erst mit einem Pinsel aufgetragen wird, um dann wieder abgeleckt zu werden. Es gibt natürlich auch andere Geschmacksrichtungen wie Himbeer oder Vanille. Hmmm! Lecker! Gesünder ist er auch und lange nicht so eine Sauerei, wie mit Honig rumzuschmieren. Honig oder jegliche zuckerhaltigen Substanzen sollten keinesfalls in Muschinähe geraten, sonst gibt's vielleicht unliebsame Pilze, die lieben nämlich süße Sachen, also Obacht!

- *Intimrasur* erfolgt mit dem Naßrasierer und ist die gesündere Alternative zu Enthaarungscremes!

- *Intimspray* ist nur etwas für Leute, die ihren eigenen Geruch als unangenehm empfinden oder deren Geruch vom Partner nicht akzeptiert wird. Ich bin ja gegen dieses chemische Zeug. Aber gegen Animösitäten dieser Natur läßt sich sonst auch nicht viel unternehmen. Sie kennen das ja: Entweder, man kann sich riechen, oder nicht. Also: Gut waschen, wenn's sein muß, auch ein bißchen sprühen und vielleicht noch ein duftendes Gleitgel verwenden!

- *Japanische Tanzhosen* sind Höschen, in die schon ein Dildo mit eingearbeitet ist. Das Spannende daran ist wohl, daß keiner ahnt, was die Dame von Welt im Büro oder beim Einkaufen unter dem schicken Kostümchen trägt. Kann Spaß machen, muß aber nicht. Alternativ gibt es vibrierende Gummiteilchen in Form von Hummeln oder Schmetterlingen zum Umschnallen, die beim Sex oder auch außer Haus getragen werden können, zum Teil sogar ohne Kabel und mit Fernbedienung. Klingt nicht uninteressant, stimmt's?

- *Kamasutra,* die Lehre der Liebeskunst, ist jetzt in ganz neuer Auflage erschienen, das Original entstand im vierten oder fünften Jahrhundert und wurde so überarbeitet, daß es in die heutige Zeit übertragen und somit leichter in die Praxis umgesetzt werden kann. Außerdem gibt es eine Reihe von Körperpflege- und Massageprodukten aus den USA, die unter dem Namen Kamasutra auch in Deutschland vertrieben werden. Diese Öle, Cremes und Gels zeichnen sich durch natürliche Inhaltsstoffe, tollen Duft und Geschmack und ein besonderes ansprechendes Produktdesign aus.

- *Klitoris,* Klitoris und immer wieder Klitoris. Ohne die geht nichts! Wenn Sie das beide verinnerlichen, werden Sie mit Sicherheit viel mehr Spaß am Sex haben. Dieses Organ, das sich so gut zwischen den kleinen Schamlippen versteckt, ist das Sensibelste, was ein Frauenkörper zu bieten hat. Behandeln Sie es gut, denn wenn Sie lernen, richtig damit umzugehen, steht einer glücklichen Beziehung nichts mehr im Wege!

- *Kondome* sind eine gute Alternative zu chemischen Verhütungsmitteln, für viele auch in der festen Partnerschaft. Die Pille und andere Präparate greifen nun mal in den Hormonhaushalt ein und sind nicht immer gut verträglich. Außerdem kann sich die Einnahme von Hormonpräparaten negativ auf die Lust auswirken. Wenn Sie sich für Kondome entscheiden, probieren Sie verschiedene Sorten aus, bis Sie eine für Sie passende und bequeme Marke gefunden haben. Es gibt speziell große oder anatomisch geformte Gummis und sogar latexfreie für Allergiker sowie gerillte und genoppte für größeren Lustgewinn. Aber eines gilt für alle: Bitte unbedingt Gleitgel verwenden, da Kondome die Schleimhaut der Frau austrocknen. Wenn Sie das berücksichtigen, können Sie ganz natürlich und safe jede Menge Spaß damit haben.

- *Latex* wird oft mit Lack verwechselt. Der Unterschied: Latex ist Gummi, Lack ist Vinyl, Latex sieht aus wie ein Autoreifen, und wenn man es zum Glänzen bringen will, muß man es stundenlang mit speziellen Mitteln behandeln, Lack glänzt von selbst und immer. Aus beiden Materialien gibt es Dessous, Kleider, Strümpfe, Schuhe und Handschuhe, und wenn es heiß ist, läuft einem die Brühe in Strömen hinunter. Dennoch gibt es Liebhaberinnen und Freunde beider Materialien. Und das sind nicht nur Fetischisten, sondern oft sehr modebewußte Leute. Für alle, die auf Leder stehen, ist das Angebot an spezieller Kleidung und Accessoires ebenso groß; Leder ist allerdings oft teurer. Außerdem ist es schwieriger, was die Paßform betrifft, denn Leder dehnt sich im Vergleich zu den beiden anderen Materialien nicht. Dafür ist es Natur pur. Und alles in allem reine Geschmackssache.

- *Lustschreie* und lautes Stöhnen wirken wie ein starkes Aphrodisiakum. Je lauter sie sind, um so erregender kann es für beide werden.

- *Madonna* nennt sich ein Vibrator, der sowohl die Klitoris vibrierend als auch die Vagina durch rasche Drehungen verwöhnt. Der sich windende Schaft hat innen oft Kügelchen, die noch zusätzlich massieren. Wenn Sie sich für ein solches Produkt interessieren, sollten Sie beim Kauf unbedingt auf das richtige Material achten (es sollte Silikon sein) und darauf, ob der Abstand von Vagina und Klitoris bei Ihnen auch so ist, wie das Produkt es vorgibt. Wenn das nämlich nicht stimmt, ist ein ziemlich kostspieliger Fehlkauf vorprogrammiert. Schalten Sie die Teile unbedingt kurz ein, denn diese machen wegen der vielen Funktionen weit mehr Lärm als ein normaler Vibrator. Es gibt sie in Form von Meerjungfrauen, Drachen, Seehunden oder auch als Penis, ganz nach Geschmack.

- *Magic Wand* heißt Zauberstab, und er macht seinem Namen alle Ehre. Er funktioniert mit Netzkabel und vibriert daher ziemlich stark. Das Negative ist allerdings, daß er ganz schön schwer in der Hand liegt. Zudem wird ein Stromumwandler benötigt, weil er aus den USA kommt. Ich persönlich ziehe den Eroscillator vor!

- *Massage, Massageöl, -creme:* Voraussetzung für eine gute Massage ist, Sie nehmen sich viel Zeit, heizen das Zimmer gut an und machen sich vorher kundig über ein paar spezielle sexuell anregende Massagetechniken. Bücher mit guten Fotos bieten selbst dem Untalentiertesten Anregungen. Das Massageöl sollte auf natürlicher Basis wie zum Beispiel Mandel, Jojoba oder Avocado sein, kein Paraphin enthalten und nicht zu extrem duften, sonst bekommt man Kopfschmerzen. Es gibt auch ableckbare Öle, die nicht nur duften, sondern fruchtig oder schokoladig schmecken. Außerdem erwärmen sie die Haut, wenn man darüber bläst. Die schönsten Produkte gibt es von der amerikanischen Firma Kamasutra und der kanadischen Marke Shunga, Preise ab 15 Euro.

- *Masturbation,* lat. Reiben, nämlich sich selbst, bis zum Orgasmus. Lassen Sie Ihren Partner dabei zuschauen, das gibt ihm Aufschluß über Ihre Vorlieben und umgekehrt!

- *Nippelklemmen* gibt es als Klipse, zum Schrauben, mit Kette dazwischen, mit Zacken oder Gummiüberziehern, ganz nach Belieben, und sind nicht nur an weiblichen und männlichen Brustwarzen anzubringen – der Möglichkeiten gibt es viele. Aber Vorsicht, nichts für zart Besaitete, tut schon ein bißchen weh!

- *Orgasmus* ist der Höhepunkt der Erregung, gemeinsam wird er oft angestrebt, aber nur selten erreicht. Tantriker behaupten, es sei am schönsten, wenn man ihn kontrollieren kann.

- *Penisringe* oder Cockrings sind weiche oder harte Ringe, die den Penis vergrößern und zudem eine vorzeitige Ejakulation verhindern können. Ausführungen gibt es viele, aus weichem Kunststoff, Gummi oder gar Metall. Profis tragen härtere, die Ängstlichen ziehen weiche Materialien vor. Manch einer trägt so ein Teil den ganzen Tag, soll sich gut anfühlen und läßt vor allem das Paket in der Hose größer wirken, Trick 17! Je härter das Material, um so effektiver die Wirkung, aber um so schwieriger das Handling. Die Ringe werden direkt am Körper getragen, also auch die Hoden müssen durchgewurschtelt werden. So wird dem Penis das Blut abgeschnürt. Ist nicht schmerzhaft, eher angenehm, hab ich mir sagen lassen.

- *Petting* sollten Sie Ihr Leben lang praktizieren, nicht nur in der Teeniezeit, weil nichts anderes erlaubt war. Leider wird Petting bei den meisten zu früh von Penetration abgelöst. Ich plädiere für das Vorspiel als Hauptspeise!

- *Pocket Rocket,* der Handtaschenvibrator, ist – wie der Name schon sagt – eine wahre Rakete unter den Stimulatoren. Das Original ist allerdings in Deutschland nur schwer zu kriegen, und wenn man es findet, ist es sehr teuer. Ich verkaufe im Laden den Compact Pro, er bewirkt das gleiche und kostet nur einen Bruchteil.

- *Pornographie* ist ein enormer Markt, jährlich werden Filme und Magazine im geschätzten Wert von fünfhundert Millionen Euro konsumiert. Meistens allerdings von Männern. Das liegt daran, daß die Pornoindustrie bislang noch nicht ausreichend auf die weiblichen Bedürfnisse eingeht. Frauen haben eben einen höheren Anspruch an einen Porno. Aber da viele Paare sich gerne von einem guten Film antörnen lassen würden, ist die Nachfrage groß. Ein paar der besseren Titel finden Sie unter »Tips und Adressen«.

- *P-Vibe* ist ein kleines, handliches Sexspielzeug, das den Penis in einen Vibrator verwandelt. Mit einem Gummiring auf denselben gezogen, erlaubt das kleine und sehr feine Gerät der Frau, sich mit der Klitoris zusätzlich direkt daran zu reiben. Vielleicht eine Möglichkeit, mal zusammen zu kommen. Aber auch über Finger oder Zunge gezogen, läßt sich der kleine P-Vibe für manuelle und orale Spielchen einsetzen. In Edelstahl, versilbert oder vergoldet allerdings nicht unbedingt günstig (ab ca. 100 Euro), aber auf jeden Fall mal was anderes.

- *Quickie* ist schneller Sex ohne Vorspiel und macht nur Spaß, wenn beide gleichermaßen scharf sind.

- *Quietsche-Entchen* gibt es nicht nur bei Ernie und Bert, nein, auch Sie könnten Spaß haben an einer kleinen gelben Badeente, vor allem dann, wenn sie so anregend vibriert wie die aus den USA stammende Vibratorenente »Rub-my-Duckie«. Für ein- oder zweisames Badevergnügen bestens geeignet.

- *Reizwäsche* hält wirklich, was der Name verspricht, vorausgesetzt, es handelt sich nicht um kratzige Spitzendessous aus dem herkömmlichen Sexshop, sondern um sexy Teilchen aus weichen, anschmiegsamen Materialien, die nicht nur gerne zum Sex, sondern ganztägig und auch zum eigenen Vergnügen getragen werden wollen. Gitter-BHs, Slips mit Schlitz, Bodys mit Hebe und vielen Strippen, Strapse, Netzstrümpfe oder im Schritt offene Strumpfhosen – es gibt nichts, was es nicht gibt, und für jeden ist etwas Passendes dabei. Das soll nicht heißen, daß ein nackter Körper nicht auch seinen Reiz haben kann, aber es macht einfach Spaß, sich manchmal zu verkleiden.

- *Rollenspiele,* ob Krankenschwester und Patient, Zofe und Graf, Teufelchen und lieber Junge, ob Bunny und Wolf oder Lehrer und Schulmädchen – der Phantasie sind auch hier keine Grenzen gesetzt. Und für jede Geschichte gibt es passende Kostüme, auch in Berufsbekleidungsgeschäften.

- *Slip ouvert* nennt man ein luftiges, im Schritt offenes Höschen, das die Phantasie Kapriolen schlagen läßt.

- *Softtampons* sind kleine weiche Schaumstoffschwämmchen, die sich wunderbar eignen für Sex während der nervigen Tage und auch für Schwimmbad- und Saunagänge, weil kein Bändchen raushängt. Leider bislang nur im Sexshop erhältlich. 10 Stück ca. 12 Euro.

- *Stellungen,* die beliebtesten:
  - *Die Seriöse:* Missionarsstellung, wenn er auf ihr liegt, die Stellung für Faule, deshalb am häufigsten praktiziert. Außerdem sieht eine Frau schlanker aus, wenn sie auf dem Rücken liegt, und das scheint ihr wichtiger zu sein als der Spaß, den sie dabei hat. Die meisten Frauen können so gar nicht oder nur erschwert zum Orgasmus kommen, weil eine gleichzeitige Stimulation der Klitoris nicht möglich ist. Wenn die Frau ein Kissen unter den Hintern legt, ist die Möglichkeit einer Klitorisstimulation durch den Körper des Mannes eher gegeben.

- *Frau sitzt oben:* Sie ist der Chef und bestimmt die Tiefe des Eindringens, außerdem kommt jeder dabei gut an die Klitoris. Manche Frauen mögen es allerdings nicht, weil sie sich wie auf dem Präsentierteller fühlen. Die sollten sich einfach mit der Kehrseite nach vorn auf den Mann setzen, so können sie sich sogar, geschützt vor seinen Blicken, selbst stimulieren.

- *À-tergo:* Von hinten ist vor allem sinnvoll, wenn man's auf einen Quickie anlegt, denn der Mann kommt so am schnellsten, weil's am engsten ist. Diese Stellung gibt ihm die beste Möglichkeit, seine Dominanz auszuleben, außerdem können beide ihren Phantasien am ehesten freien Lauf lassen, weil sie das Gesicht des Partners nicht sehen. Der G-Punkt wird stark stimuliert, und der Frau kann so ein besonders intensiver Orgasmus beschieden sein, aber nur dann, wenn er nicht zu tief zustößt, sonst wird's nämlich eher unangenehm.

- *Im Sitzen oder Knien:* Da man sich dabei anschaut, ist man sich in dieser Position, bei der die Klitoris einfach erreicht werden kann, besonders nahe. Außerdem kann so mühelos die Stellung variiert werden.

- *Löffelchen:* Die Löffelstellung ist etwas für Menschen, die es ruhig und gemütlich lieben. Der Mann liegt dabei hinten und kann ganz bequem Brüste und Klitoris reizen.

- *Swinger* sind Paare, die offen sind für Sex mit anderen Paaren. Treffpunkte sind zum Beispiel Swingerclubs, wo man sich ganz ungezwungen beäugen kann, um dann zu entscheiden: Spiel ich mit, oder guck ich zu? Kontaktadressen unter »Tips und Anregungen«.

- *Tantra* wird für Paare in speziellen Workshops angeboten, manchmal tut es aber auch ein gutes Buch. Grundsätzlich lehrt uns diese alte indische Meditationstechnik, daß der Weg das Ziel ist.

- *Unisono* stöhnen heißt, mit dem Partner im Gleichklang beim Sex zu atmen, kennen Sie das? Phantastisch, wie sehr Sie sich plötzlich vereint fühlen und so gemeinsam auf einer Woge gen Himmel fliegen. Funktioniert! Ehrlich!

- *Verbalerotik* oder Dirty talk ist, wenn Sie das richtige Wort zum richtigen Zeitpunkt finden und während des Liebesspiels sagen, was Sie sich in dem Moment wünschen. Erstens kann der andere das nicht immer riechen, außerdem verkürzt man die Zeit des Wartens auf den eigenen Orgasmus.

- *Vibratoren* sind Dildos mit Motor. Angeboten werden batterie- oder netzbetriebene Geräte aus weichen oder harten Materialien (siehe Dildo). Es gibt sie in Eierform oder realer Penisnachbildung, manche sehen aus wie ein Delphin oder wie ein Wurm.

- *Zigarre* oder engl. *Cigar* ist ein besonders hochwertiger, kleiner Vibrator und erinnert in Form und Größe an ein solches Rauchutensil. Aus Edelstahl, versilbert oder gar vergoldet, veredelt es jede Sextoysammlung.

Sexshops to go mit Anspruch:

Berlin

Adam und Eva, Pariser Str. 7, 10719 Berlin (Wilmersdorf), Tel. 030/8833680

La Luna, Anklamer Str. 38, 10115 Berlin (Mitte), Tel. 030/44328488

Sexclusivitäten, Fürbringerstr. 2, 10961 Berlin, Tel. 030/6936666

Bremen

For Ladies, Ostertorstr. 34, 28195 Bremen, Tel. 0421/323040

Esslingen

Bella-Donna, Milchstr. 6, 73728 Esslingen, Tel. 0711/353728

Frankfurt am Main

InsideHer Erotisches für Frauen, Vilbeler Str. 34, 60313 Frankfurt (Innenstadt), Tel. 069/295100

Hannover

Liebhabereien, Knochenhauerstr. 5, 30159 Hannover, Tel. 0511/4739974

Heilbronn

Love and Toys, Weinsberger Str. 28, 74072 Heilbronn, Tel. 07131/89140

Köln

Lady's Toys, Geyergasse. 6, 50667 Köln, Tel. 0221/2571001

Leipzig

Hautnah, Nicolaistr. 12–14, 04109 Leipzig, Tel. 0341/9616824

München

Ladies First Erotikshop, Kurfürstenstr. 23, 80801 München, Tel. 089/2718806

Empfehlenswerte Bücher:

Soziologie und Psychologie:

Kast, Bas: *Die Liebe und wie sich Leidenschaft erklärt.* Frankfurt am Main 2004.

Der Journalist Bas Kast legt in diesem Buch eine verständlich geschriebene Zusammenfassung der neuesten Erkenntnisse aus Psychologie, Medizin, Verhaltensforschung und Neurophysiologie zum Thema Liebe und Leidenschaft vor.

Lenz, Karl: *Soziologie der Zweierbeziehungen.* Wiesbaden 2003.

Karl Lenz ist Professor für Soziologie, und sein Buch richtet sich in erster Linie an Fachleute. Doch wen Fachbegriffe und komplizierte Satzkonstruktionen nicht schrecken, der findet hier eine spannende Bestandsaufnahme des soziologischen Standpunkts zum Thema Liebe und Partnerschaft.

Mary, Michael: *Mythos Liebe. Lügen und Wahrheiten über Beziehungen und Partnerschaften.* Bergisch Gladbach 2004.
Der Hamburger Paartherapeut Michael Mary hat bereits einige provokante Bücher geschrieben – in diesem »Anti-Ratgeber« verabschiedet er den Begriff »Beziehungsarbeit« und kritisiert alle Experten, die behaupten, sie wüßten, wie Liebe, Sex und Partnerschaften funktionieren. Sehr erhellend!

Moeller, Lukas Michael: *Die Wahrheit beginnt zu zweit. Das Paar im Gespräch.* Reinbek bei Hamburg 2004.
Der Paartherapeut Michael Lukas Moeller ist der Erfinder des sogenannten Zwiegesprächs. Hier zeigt er die Regeln auf, nach denen das wöchentliche Paargespräch funktioniert.

Nolen-Hoeksema, Susan: *Warum Frauen zu viel denken. Wege aus der Grübelfalle.* Berlin 2004.
Die amerikanische Psychologieprofessorin legt dar, daß Frauen zu viel über ihr Leben im allgemeinen und besonderen grübeln und daß das ihr Wohlbefinden beeinträchtigt. Außerdem bietet sie Strategien an, aus der »Grübelfalle« herauszukommen.

Schmidt, Gunter: *Der neue Der Die Das. Über die Modernisierung des Sexuellen.* Gießen 2004.
Der Papst der deutschen Sexualwissenschaften gibt einen Überblick über das realexistierende deutsche Sexual- und

Paarverhalten. Spannend, verblüffend und bisweilen provozierend.

Schwanitz, Dietrich: *Männer – eine Spezies wird besichtigt.* Berlin 2001.
Sehr amüsantes Buch über den Mann an sich – den es als Idealtyp zwar nicht gibt, doch Dietrich Schwanitz' Generalanlayse ist ebenso unterhaltsam wie geistreich.

Tannen, Deborah: *Du kannst mich einfach nicht verstehen. Warum Frauen und Männer aneinander vorbeireden.* München 2004.
Ein Klassiker: Deborah Tannen belegt mit verblüffenden Forschungsergebnissen, warum Männer und Frauen einander nicht verstehen. Ein faszinierender und gut geschriebener Forschungsbericht.

Willi, Jürg: *Psychologie der Liebe. Persönliche Entwicklung durch Partnerbeziehungen.* Stuttgart 2002.
Der Schweizer Psychiater Jürg Willi vertritt die Überzeugung, daß nichts die eigene Persönlichkeitsentwicklung so herausfordert wie eine Partnerschaft. Diese These erläutert er auf hohem wissenschaftlichen Niveau und gibt Tips zur Bewältigung einer derartigen Herausforderung.

Gute Anleitungen:

Anderson, Dan und Berman, Maggie: *Ein Schwuler verrät seiner besten Freundin, was Männer wirklich antörnt.* Berlin 2000.
Ausgesprochen amüsanter Wegweiser durch die männliche Lust!

Bright, Susie: *Best of Susie Sexpert.* Berlin 2001.
Undogmatisch, lustvoll, witzig Wissenswertes über Susie Sexperts jahrelangen Einsatz in Amerikas erstem Frauensexshop *Good Vibrations* in San Francisco und ihre Erfahrungen, ein Muß für alle aufgeschlossenen LiebhaberInnen.

Devi, Kamala: *Tantra Sex. Die modernen Liebestechniken des Ostens.* München 2001.
Tantra wird dem Leser u.a. mit anregenden Illustrationen und erotischen Geschichten als einfach zu erlernender Liebeskult nähergebracht.

Dodson, Betty: *Sex for One.* München 1999.
Die Pflichtlektüre für alle Frauen, die mehr über sich und ihren Körper erfahren möchten.

Grimme, Matthias T.J.: *Das Bondage-Handbuch – Anleitung zum erotischen Fesseln.* Hamburg 1999.
Der Titel spricht für sich!

Grimme, Matthias T.J.: *Das SM-Handbuch.* Hamburg 2002.
Ein sehr umfassendes Werk mit dem Basiswissen für alle, die es gerne härter mögen.

Hayman, Suzie: *Pandoras Sexuelle Fantasien.* Wien 2001.
Ein Bilderbuch zum Entdecken der eigenen Phantasien – manchmal etwas amerikanisch, aber sehr anregend.

Maravolo, Sandra: *Eine Frau verrät ihrem besten Freund, was Frauen wirklich antörnt.* Berlin 2003.
Frauen sind sexuell ziemlich kompliziert – Sandra Maravolo erklärt witzig und anschaulich, was sie wollen, wie sie funktionieren und was man tunlichst vermeiden sollte.

Passig, Kathrin und Strübel, Ira: *Die Qual der Wahl, ein Handbuch für Sadomasochisten und solche, die es werden wollen.* Reinbek bei Hamburg 2004.

Rückert, Corinna. *Die neue Lust der Frauen. Vom entspannten Umgang mit der Pornographie.* Reinbek bei Hamburg 2004.
Anhand vieler Beispiele zeigt die Autorin, daß gut inszenierte Pornographie sehr wohl Lustgefühle auch bei Frauen stimulieren kann.

Savage, Dan: *Aus purer Lust.* München 2000.
Dan Savages Sexkolumnen haben in den USA Kultstatus: Sie

sind schonungslos, witzig, treffsicher, unterhaltsam, manchmal fies, immer ehrlich. Unterhaltsame Lektüre zum Schmökern.

Stubbs, Kenneth Ray: *Erotische Massage mit dem Zauber des Tantra.* München 2003.
Stubbs bietet gut umsetzbare, da mit vielen Bildern untermalte Massagetechniken zum Nachmachen.

Vatsyayana, Mallanaga: *Kamasutra.* Berlin 2004.
Eine ganz aktuell überarbeitete Version des Buches der traditionellen Liebeskunst!

Bücher zum Vorlesen:

Andresky, Sophie: *Feucht. Erotische Verführungen.* Reinbek bei Hamburg 2000.

Andresky, Sophie: *Tiefer. Erotische Verführungen.* Reinbek bei Hamburg 2003.

Broggi Beckmann, Guiliana: *Das große Lesebuch der Erotik.* München 1994.

Gehrke, Claudia und Schmidt, Uve (Hg.): *Mein heimliches Auge. Das Jahrbuch der Erotik.* Tübingen.
Seit 1982 erscheinende Jahrbücher der Erotik.

Heller, Anna M. und Nössler, Regina: *Bisse und Küsse. Sexgeschichten.* Berlin 2002.

Kinder, Hermann: *Die klassische Sau. Das Handbuch der literarischen Hocherotik.* München 1994.

Mason, Kit: *Heiß und hemmungslos. Erotische Geschichten.* Reinbek bei Hamburg 2004.

Zutzel, Eva und Zausel, Adam: *Die neue klassische Sau. Das Handbuch der literarischen Hocherotik. Zweite Folge.* München 1997.

Zutzel, Eva und Zausel, Adam: *Die allerneueste klassische Sau. Das Handbuch der literarischen Hocherotik.* München 2001.

Bessere Pornofilme:

Pornos sind Sexfilme, die ab achtzehn Jahren freigeben sind. Aus jugendschutzgesetzlichen Gründen dürfen diese Filme nicht mit der Post versendet werden. Einige Titel sind in Videotheken zu finden, andere nur in gutsortierten Frauensexshops. Die Mehrzahl der Sexshops legt leider eher Wert auf Quantität denn auf Qualität (das ist noch äußerst nett formuliert). Daher wird es wohl noch eine Weile dauern, bis sich die Pornomacher dazu durchringen, bessere Streifen zu produzieren, die in der Produktion natürlich teurer sind.

Andrew Blake ist ein amerikanischer Pornoregisseur, der sehr ästhetische Filme macht. Es gibt so viele Titel, daß es den Rahmen sprengen würde, hier alle aufzuzählen. Fragen Sie daher in Ihrer Videothek nach seinen Filmen, und nehmen Sie, was Sie kriegen können.

Candida Royalle, eine ehemalige amerikanische Pornodarstellerin, hat sich seit Jahren zur Aufgabe gemacht, Filme speziell für Frauen zu drehen, jetzt hinter der Kamera. Fragen Sie bei *Sexclusivitäten* nach!

Der Duft der Liebe. Puaka Royal, Wiesbaden 1997.
Eine Frau ist auf der Suche nach einem Namen für ihr selbstkreiertes Parfum. Sehr aufwendiger Film mit phantasievoller Ausstattung.

Pink Prison ist ein dänischer Film in englischer Sprache. Das Label Puzzy Power hat einige gute Filme gemacht (ein anderer ist *Constance,* nur in Dänisch zu kriegen), die allerdings in Deutschland kaum zu finden sind. Fragen Sie bei *Sexclusivitäten* nach!

www.augenweide.com
Die erotische Plattform, auf der sich nur echte Paare tummeln, mit Tips zu guten Pärchenclubs, Events und Wissenswertem rund um das Swingen.

www.erozuna.de
Jede Menge erotische Geschichten zum Vor- und Nachlesen!

www.impotenz-selbsthilfe.de
Bietet erste Hilfe bei Erektionsproblemen.

www.yoni-massage.de
Sinnliche Massagen auch für Paare in Köln und Düsseldorf, Seminare auch in anderen Städten.

www.netdoktor.de
Sexuelle Probleme, Beckenbodenübungen, erektile Dysfunktion – hier erfahren Sie alles, was Sie über Ihren Körper eigentlich schon längst wissen sollten!

www.profamilia.de
Alles über Sexualität und Familienplanung, auch mit Infos über Sexualberatungsstellen in Ihrer Nähe.

www.romantikhotels.de
Die Seite der schönsten Romantikhotels. Aber geben Sie alternativ auch mal bei Google »Liebeswochenende für Paare« ein, da stoßen Sie auf 681 Angebote von Hotels, die sich nur für Sie etwas Schönes ausgedacht haben.

www.seminarkabarett.com
Sehr kurzweilige Seite der Macher des Buches und Films »Anleitung zur sexuellen Unzufriedenheit« mit interessanten Links.

KABEL

Ellen Fein/Sherrie Schneider

Die Kunst, den Mann fürs Leben zu halten

Aus dem Amerikanischen von Edith Winner.
244 Seiten. Gebunden

In diesem Buch geht es nicht darum, wie man sich den Mann fürs Leben angelt, sondern wie man ihn behält. Wie funktioniert die Beziehung mit dem Traummann auf Dauer, wenn der Alltag seinen Tribut fordert oder am siebten Himmel die ersten Gewitterwolken aufziehen? Anders gefragt: Was können Sie als Frau tun, um ihn und sich selbst glücklich zu machen? Das sind einerseits grundsätzliche Dinge, wie, ihm das Gefühl zu geben, daß er einem viel bedeutet, andererseits die vielen kleinen Extras im täglichen Leben. All das erfordert Disziplin – aber wer sich an diese Regeln hält, wird reich belohnt mit Liebe und privatem Glück. Und oft genug hilft es ja schon, einfach mal über den eigenen Schatten zu springen ...

In einem Band versammelt die wichtigsten Faustregeln, Tipps und Tabus für ein erfülltes, ausgeglichenes und stabiles Zusammenleben.

03/1008/01/L